U0869033

"十五"国家重点图书

中国百年百名中医临床家丛书

许润三

编　著　王　清　经　燕

审　定　许润三

中国中医药出版社

·北京·

图书在版编目（CIP）数据

许润三/王清，经燕编著. -- 北京：中国中医药出版社，2006.8（2025.8重印）
（中国百年百名中医临床家丛书）
ISBN 978-7-80231-052-0

Ⅰ.①许… Ⅱ.①王… Ⅲ.①中医学临床—经验—中国—现代 Ⅳ.①R249.7

中国版本图书馆CIP数据核字（2006）第068027号

中国中医药出版社出版
北京经济技术开发区科创十三街31号院二区8号楼
邮政编码 100176
传真 010-64405721
廊坊市佳艺印务有限公司印刷
各地新华书店经销

开本 850×1168 1/32 印张 5.125 字数 118千字
2006年8月第1版 2025年8月第2次印刷
书号 ISBN 978-7-80231-052-0

定价 25.00元
网址 www.cptcm.com

服务热线 010-64405510
购书热线 010-89535836
维权打假 010-64405753

微信服务号 zgzyycbs
微商城网址 https://kdt.im/LIdUGr
官方微博 http://e.weibo.com/cptcm
天猫旗舰店网址 https://zgzyycbs.tmall.com

如有印装质量问题请与本社出版部联系（010-64405510）

出版者的话

祖国医学源远流长。昔岐黄、神农，医之源始；汉仲景、华佗，医之圣也。在祖国医学发展的长河中，临床名家辈出，促进了祖国医学的迅猛发展。中国中医药出版社为贯彻卫生部和国家中医药管理局关于继承发扬祖国医药学，继承不泥古、发扬不离宗的精神，在完成了《明清名医全书大成》出版的基础上，又策划了《中国百年百名中医临床家丛书》，以期反映近现代即20世纪，特别是新中国成立50年来中医药发展的历程。我们邀请卫生部张文康部长做本套丛书的主编，卫生部副部长兼国家中医药管理局局长佘靖同志、国家中医药管理局副局长李振吉同志任副主编，他们都欣然同意，并亲自组织几百名中医药专家进行整理。经过几年的艰苦努力，终于在21世纪初正式问世。

顾名思义，《中国百年百名中医临床家丛书》就是要总结在过去的100年历史中，为中医药事业做出过巨大贡献、受到广大群众爱戴的中医临床工作者的丰富经验，把他们的事业发扬光大，让他们优秀的医疗经验代代相传。百年轮回，世纪更替，今天，我们又一次站在世纪之巅，回顾历史，总结经验，为的是更好地发展，更快地创新，使中医药学这座伟大的宝库永远取之不尽、用之不竭，更好地服务于人类，服务于未来。

本套丛书第一批计划出版140种左右，所选医家均系在中医临床方面取得卓越成就，在全国享有崇高威望且具有较高学术造诣的中医临床大家，包括内、外、妇、儿、骨伤、针灸等各科的代表人物。

本套丛书以每位医家独立成册，每册按医家小传、专病论治、诊余漫话、年谱四部分进行编写。其中，医家小传简要介绍医家的生平及成才之路；专病论治意在以病统论、以论统案、以案统话，即将与某病相关的精彩医论、医案、医话加以系统整理，便于临床学习与借鉴；诊余漫话则系读书体会、札记，也可以是习医心得，等等；年谱部分则反映了名医一生中的重大事件或转折点。

本套丛书有两个特点是值得一提的：其一是文前部分，我们尽最大可能地收集了医家的照片，包括一些珍贵的生活照、诊疗照，以及医家手迹、名家题字等，这些材料具有极高的文献价值，是历史的真实反映；其二，本套丛书始终强调，必须把笔墨的重点放在医家最擅长治疗的病种上面，而且要大篇幅详细介绍，把医家在用药、用方上的特点予以详尽淋漓地展示，务求写出临床真正有效的内容，也就是说，不是医家擅长的病种大可不写，而且要写出“干货”来，不要让人感觉什么都能治，什么都治不好。

有了以上两大特点，我们相信，《中国百年百名中医临床家丛书》会受到广大中医工作者的青睐，更会对中医事业的发展起到巨大的推动作用。同时，通过对百余位中医临床医家经验的总结，也使近百年中医药学的发展历程清晰地展现在人们面前，因此，本套丛书不仅具有较高的临床参考价值和学术价值，同时还具有前所未有的文献价值，这也是我们组织编写这套丛书的初衷所在。

中国中医药出版社

2000年10月28日

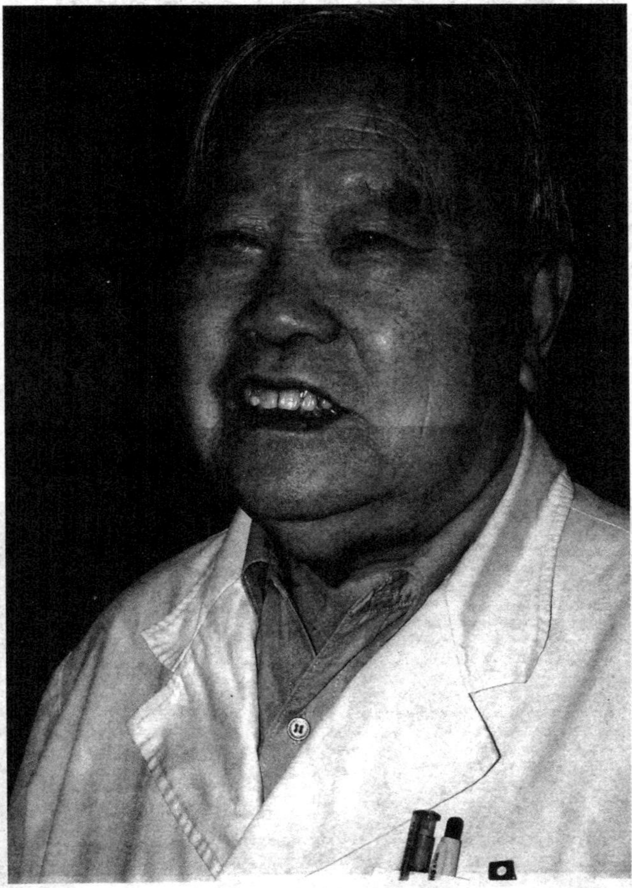

许润三教授近照

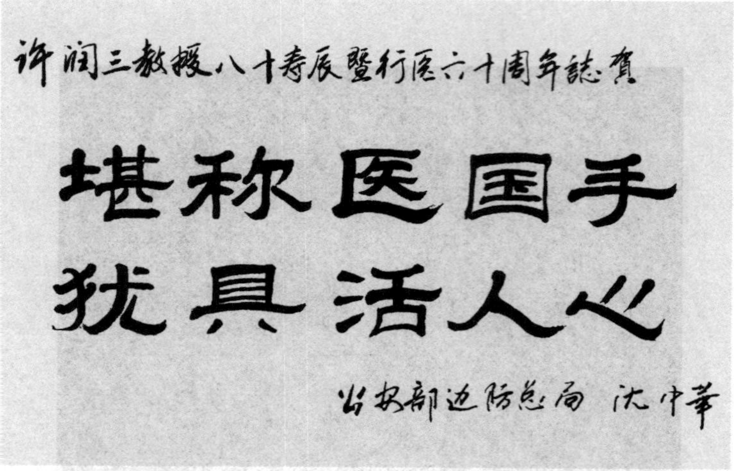

许润三教授匾额

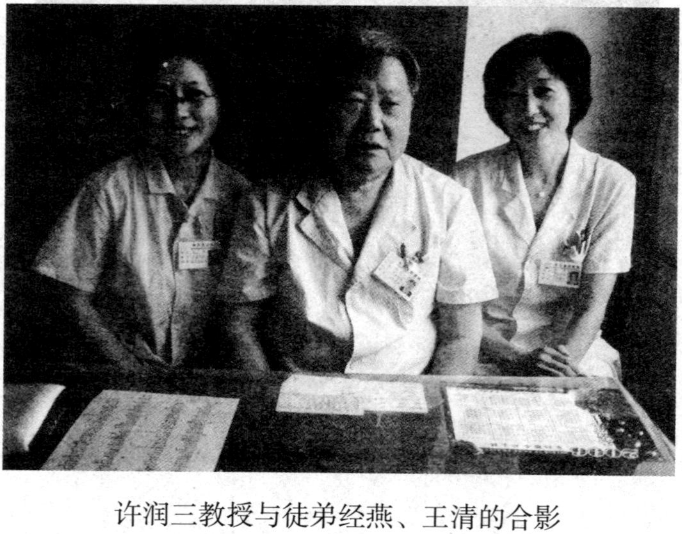

许润三教授与徒弟经燕、王清的合影

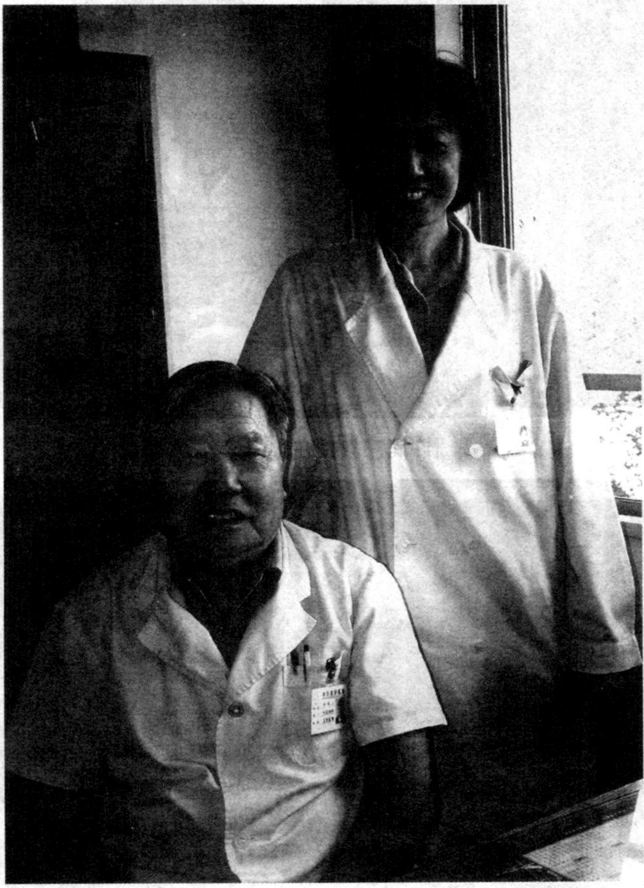

许润三教授与第二批徒弟经燕的合影

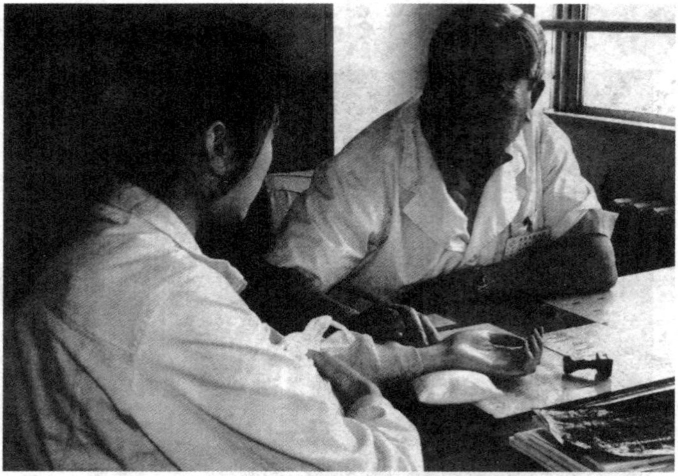

许润三教授在出门诊

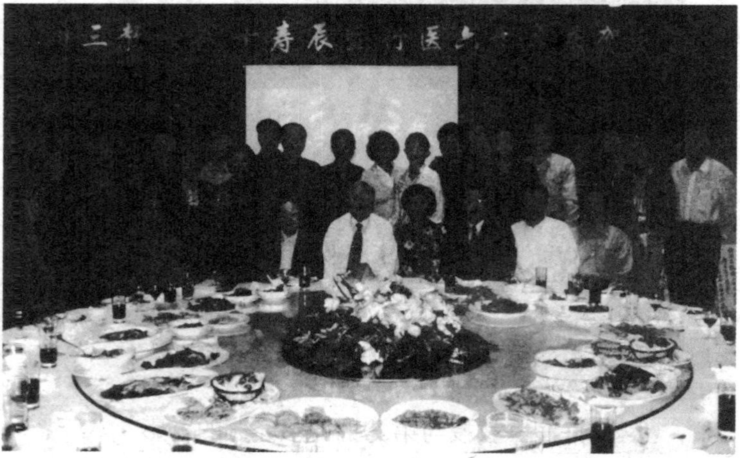

许润三教授与中日友好医院中医界同仁合影

目 录

医家小传

许润三，现任中日友好医院主任医师，北京中医药大学教授、硕士研究生导师和硕士研究生学位评审委员会委员。他是全国五百名名老中医之一，享受国务院颁发的政府特殊津贴。

1926年10月12日，江苏省阜宁县一户人家里，一位40岁的母亲生下一个男孩。父亲为这个独苗儿起名为许富之。小富之幼年体弱多病，染过当时让人谈及色变的黑热病，多亏及时救治才捡回性命。17岁那年，少年富之读到《论语》中“浸润之谮，肤受之愬，不行焉，可谓明也已矣。浸润之谮，肤受之愬，不行焉，可谓远也已矣”以及“吾日三省吾身”，深有感悟，于是给自己更名为“润三”。也许是命运对这位未来中医名家的有意考验，18岁那年，少年润三突然浑身水肿，高烧不退，整整在床上昏迷了两天两夜。后来，许老的老师名医崔省三开了中药，许老的父亲、母亲每天把中药一口口朝他嘴里灌，治疗48小时后他终于醒过来了。在今天看起来，此病极有可能是肾炎、尿毒症。是神奇的中草药把他从病魔手中解救了出来。

父亲见许润三体弱多病，便让他学习医术，一来济世活人，二来也可以照顾自己的身体，养生防病。这样，在许老临近中学毕业时即遵从父命弃读学医，拜入当地名医崔省三门下，入室为徒。崔老先生乃清代名医赵海仙的亲授弟子，尤以善治温热病出名，在当地享有盛誉。少年润三白天侍诊抄方，晚上背诵中医经典名著，如此4年寒暑，刻苦学习，在1949年23岁时受业期满，自立诊所。由于学得了崔老先生的丰富经验，加上自己不断地摸索钻研，年轻的许润三大夫救治了不少危重患者，不久便医名远播，小小的诊所常常患者盈门。

1953年，许润三响应政府号召，与当地4位西医医生一起开设了阜宁县新沟区联合诊所。同年，他进入盐城地区中医进修班学习现代医学技术，并对西医学产生了浓厚兴趣，西医的解剖、生理、病理、诊断等课程让年轻的许润三开阔了眼界，也使他了解到了现代医学与古老的中医之间互通互补的关系。1956年，他考取了南京中医学院医科师资班，更系统地学习了中西医医学理论和诊疗方法。对待知识，他就像一块巨大的海绵，一方面尽情地吸纳着各种学科的营养成分，另一方面把它们融合在一起，推陈出新。

1957年，毕业后的许润三被分配到北京中医学院任教。当时中医学院的师资力量不足，临床、教学任务繁重，许润三分别讲过基础、诊断、内科等多门课程，临床带教以及现场教学更是内、外、妇、儿各科都要上。他扎实的理论基础和明显的疗效受到师生们的一致好评。1961年，妇科急需教员，当时任教务长的祝谌予先生把许润三调到妇科，任妇科主任。从那时起至今，他已经在妇科专业领域辛勤耕耘了44个春秋。

许润三治疗妇科、内科疾病有独特专长。尤其妇科疾病，如输卵管阻塞、子宫内膜异位症、盆腔炎、子宫肌瘤、功能失调性子宫出血、闭经、妊娠发热、产后发热、乳腺增生、绝经期综合征等疾病的治疗颇有专长。内科则长于消化、心血管系统等疾病。许润三教授治学严谨，医术精湛，精于脉理，详于辨证，尤擅用经方。临床60年，内、妇、儿、外科兼擅，尤对中医内科、妇科病有丰富的经验，医界恒以“内、妇临床家”相许。

许老推崇中医，也不排斥西医，这得益于他早年深厚的中医功底和丰富的西医知识。他认为西医在解剖、生理、病理、诊断、抢救、判断预后等方面，的确可借以弥补中医学之不足，许老在临床上总是积极利用现代化的诊断手段，而治疗则按中医辨证论治的原则遣方用药。许老通过自身60年的临床研究得出结论：中医在现有的十几个分科中，与西医相比，妇科的优势最大！除少数必须做手术的疾病以外，其他许多妇科疾病，西医的治疗方法和治疗药物都很有限，而中医中药的疗效却占明显优势。

为了突出中医特色，许老把研究重点放在了西医疗效较差的疾病上，如输卵管阻塞、子宫内膜异位症、子宫肌瘤、功能失调性子宫出血、慢性盆腔炎等，尤其治疗输卵管阻塞有独到疗效。早在20世纪70年代，许老即开始研究输卵管不通，当时有人指责他“破坏计划生育”，许老的回答却有理有据：国家的计划生育政策是提倡生过小孩的不要再生，而因病不能生育的要想办法治疗，一个女人不能生育往往影响到家庭的幸福、和睦，如果因此而离婚则会成为社会的不安定因素。

1984年，许老调至卫生部中日友好医院任中医妇科主任、硕士生导师。为了办出科室特色，突出中医的优势，许老团结全科同志，进一步对“四逆散加味治疗输卵管阻塞”进行临床研究和实验研究，1987年该项成果通过专家鉴定，并获科研成果奖。时至今日，他还主持、承担、参与和指导“四逆散加味（通络煎）治疗输卵管阻塞性不孕症”的系列科研课题研究，并取得了丰硕的成果。目前，由国家中医药管理局资助的课题正在进行更深入的临床研究，并有望成为疗效独特的临床新药。中央电台、电视台及多家报刊均多次向国内外报道许润三教授治疗输卵管阻塞的特色疗法，在社会上有广泛影响。30多年来，经许老治愈的不孕症患者数以千计，从普通农妇到总统夫人，遍及国内各省市以及日本、美国、加拿大、新西兰和非洲各国。1999年，许老在美国进行学术交流期间，一位36岁的台湾妇女登门求医，她患输卵管不通多年，曾花费9万多美元做过8次试管婴儿，但均不成功。她听说许老专治不孕症，但又对疗效将信将疑。许老给她诊断后告诉她生育有望，果然在服了许老的36付汤药后，她竟奇迹般地怀孕了，这让她惊喜万分，感谢之情难以言表。许老治疗不孕症专家之名，不胫而走。

许老多年来不断总结自己的临床经验，曾发表论文60余篇，其中多篇论文在国内外获奖，著有《中医妇产科学》等专著6部，与人合著多部。1990年，他被人事部、卫生部、国家中医药管理局确定为全国五百名名老中医药专家之一，先后承担了国家中医药管理局三批师带徒工作。

经过60年的临床实践，许老深深认识到，辨证论治的确是中医学的精髓所在，同时许老主张西为中用，衷中参西，发挥祖国医学的特色和优势。现在越来越多的人在找中医看病，服用中药，中医中药有广阔的发展前景。但现在许多年轻的中医师只看西医书，很少看中医书，在临床上被西医理论捆住了手脚，只知对症治疗，忘记了辨证论治这个根本。为此许老曾赠言中医学院的学生们："辨证论治乃中医之特色，丢掉了它，也就不成其为一个真正的中医。"

专病论治

辨证与辨病相结合治疗不孕症

近年来，不孕症的发病率不断上升，就临床患者统计，有近一半的患者属不孕症患者。对于不孕症的治疗，祖国医学宝库积累了丰富的经验，尤其是近十几年来，随着中西医结合步伐的加快，中医越来越多地借鉴和采用了西医的诊断技术和检测方法，并在此基础上辨证施治，使治疗效果显著提高。许老临床治疗不孕症即采用中西医结合的方法，以西医的诊断弥补中医望、闻、问、切四诊辨证之不足，将辨证与辨病有机结合，逐步形成了自己一整套诊断和治疗规范。

引起女性不孕症的主要原因有排卵障碍、精卵结合障碍、免疫性障碍、营养不良及不明原因等，男方最常见的原因为精液异常。现就以上原因的中医辨证思路、有效方剂及相关的病案介绍给读者。

排卵障碍性不孕

排卵障碍是导致女性不孕症的主要原因之一，占25%～30%。患者除不孕之外，常同时伴发月经失调、闭经、多毛、肥胖等症状。现代医学认为，下丘脑－垂体－卵巢生殖轴的任何部位发生功能或器质性改变，均可导致暂时或长期的排卵障碍。临床常见的疾病有闭经、高催乳素血症、多囊卵巢综合征、黄素化未破裂卵泡综合征、黄体功能不足等。

中医认为，无排卵或排卵障碍导致的不孕症应属中医“肾虚”范畴。因肾藏精，为生殖之本，它主宰着脑、天癸、冲任、胞宫间的功能调节和控制，这与现代医学所论述的中枢神经系统通过下丘脑和垂体、卵巢间的生殖功能调节有相似之处。肾气旺盛，肾精充实，气血调和，任通冲盛，男女适时交合，两精相搏，胎孕乃成。若肾虚，冲任失调，则胞宫不能摄精成孕。因此，补肾应为治疗排卵障碍性不孕症的大法，但在临床应用时，尚需根据患者的症状、体征及病情特点，辨别阴虚、阳虚、夹痰夹瘀，治疗有所偏重。

排卵障碍的主要症状为月经失调，临床上许老通常以闭经和功血两大类进行辨证治疗。

一、闭经类（包括月经稀发、月经过少）

1. 辨证论治

根据《内经》“肾气盛，天癸至，太冲脉盛，月事以时下”的理论，闭经当以肾虚论治。通过补肾调经，达到调整卵巢功能、促进排卵的目的。需要注意的是，单纯气滞血瘀一般不会引起闭经，只有在肾虚前提下，受环境、精神因素等影响，方可形成闭经。故理气活血通经只能作为闭经治疗过程中的一种手段，而调整卵巢功能，促排卵仍需补肾。根据患者体质和症状的不同，临床一般可分为肾阴虚、肾阳虚、肾虚痰湿3种证型。具体治疗思路如下：

一般初诊闭经患者，应审其有无月经来潮之势，若白带较多，乳房胀，小腹坠胀，脉滑，或B超示子宫内膜增厚，可选用瓜蒌根散通经，处方如下：

桂枝10g　桃仁10g　䗪虫10g　赤白芍各10g　天花粉10g

若闭经患者无月经来潮征象，或经过活血通经，月经来潮后则按肝肾阴虚、脾肾阳虚或肾虚痰湿辨证用药，调整卵巢功能，促排卵。

偏肝肾阴虚或无明显征象者，可选用下方：

熟地10g　当归30g　白芍10g　山萸肉10g　紫河车10g　枸杞子20g　女贞子20g　川断30g　香附10g　益母草20g

偏肾阳虚者，可选用下方：

仙茅10g　仙灵脾10g　巴戟天10g　肉苁蓉10g　女贞子20g　枸杞子20g　沙苑子20g　菟丝子20g　香附10g　益母草20g

体胖，肾虚痰湿之体，可选用：

鹿角霜 10g　生黄芪 30g　当归 30g　白术 15 ～ 30g　枳壳 15g　半夏 10g　昆布 10g　益母草 20g

此方可消除卵巢周围痰脂，刺激卵泡突破卵泡膜，恢复排卵。经临床观察，一般患者先体重减轻，继之月经恢复正常。

治疗闭经，一般为通补交替。闭经患者多无白带，若治疗后白带增多、乳房及小腹胀为治疗有效，可用活血通经法治疗 1 周。若月经未至仍继续调补。在月经周期第 13 ～ 15 天时，加丹参、桃仁等活血药以促排卵，平时帮，中间促。

2. 以闭经为主要症状的内分泌疾病

以闭经为主要症状的内分泌疾病如高催乳素血症、多囊卵巢综合征、甲状腺功能低下等，由于症状及病理变化各有其特点，可在辨证的基础上选择有针对性的药物加以治疗，辨证与辨病相结合，以提高治疗效果。

高催乳素血症：本病以月经稀发或闭经、不孕、溢乳为主症，主要病机为肝郁肾虚，冲任失调，气血紊乱。治疗应在补肾基础上疏肝退乳，引血下行。临床可选用柴胡、香橼皮调理冲任之气，炒麦芽退乳，牛膝引血下行。

多囊卵巢综合征：本病以月经稀发或闭经、不孕、肥胖、多毛为主症。根据其体胖、卵巢囊性病变、包膜增厚等特点，辨证应以肾虚痰湿为主，在补肾的基础上配伍半夏、陈皮、南星、昆布等化痰之品，同时配合丹参、穿山甲（代）以活血通络、促排卵，此法与现代医学行腹腔镜下对卵巢激光打孔促排卵有异曲同工之妙。

甲状腺功能低下：本病以月经稀发或闭经、不孕、浮肿、基础代谢低、性功能减退为主症，主要病机为脾肾阳虚，治疗以温肾健脾法提高甲状腺功能。临床常选用当归芍药散加鹿角霜、生黄芪、益母草等药。

3. 典型医案

崔某，女，31岁，已婚。初诊日期：1995年5月5日。主诉：结婚7年未孕。患者婚后夫妇同居，未避孕亦未怀孕，男方精液检查正常。曾行子宫输卵管碘油造影，示双侧输卵管通畅。取子宫内膜，病理诊断为增殖期变化。近半年测基础体温均为单相。平素性情抑郁，腰部酸痛，经前乳房胀、小腹发胀。舌质正常，脉沉细。月经15 $\frac{4天}{28～34天}$，量中，色正，痛经（-），LMP（末次月经）：4月20日，G_0。妇科检查：正常盆腔。

证型：肾虚肝郁。

治法：补肾疏肝。

处方：紫河车15g　巴戟肉10g　柴胡10g　当归15g　生白芍15g　制香附10g　益母草20g　7剂

嘱患者继续测基础体温。

二诊　1995年5月15日。服上药后，心情舒畅，小腹胀痛减轻，仍感腰酸，月经周期第26天，基础体温单相。上方加仙灵脾10g，鹿角霜10g，服药7剂。

三诊　1995年5月26日。月经于5月19日来潮，经量较前增多，带经5天净。现腰酸减轻，继服5月5日方14剂。

四诊　1995年6月16日。药后诸症缓解，基础体温于月经周期第25天上升，现为高温相第5天，轻度乳胀，继服上方7剂。

五诊　1995年6月26日。月经于6月18日来潮，经量、经色均正常，现无不适，舌脉同前，继服上方20剂。

六诊　1995年7月24日。末次月经6月18日，现月经未来潮，基础体温高温相已持续17天，患者感乳房胀痛、嗜睡，尿妊娠检查为阳性。诊为“早孕”，遂改用寿胎丸加味以补肾固冲安胎。

按：患者平素情志抑郁，加之久不受孕，肝气郁滞，见月经后期、不孕。无排卵首当责之肾虚，故肾虚肝郁为其发病的发病机理，治疗应补肾与调肝并重。在药物的选用上，肾气盛、精血足是卵子成熟的物质基础，故选用紫河车、巴戟肉、当归、白芍补肾益精，养血和血；而肝气条达，气机通畅，是卵子顺利排出的必要条件，故选用柴胡、香附疏肝解郁，调畅气机；配益母草祛瘀生新，为孕卵着床做准备。应用该方则精充血足，任通冲盛，月事正常，胎孕乃成。

二、崩漏类（包括月经先期、经期延长）

崩漏在临床多见于青春期和更年期妇女，育龄期妇女较为少见，育龄期常表现为经期延长或经前少量出血等症状，即西医所指黄体功能低下。

崩漏的发病机制仍属肾虚，肝肾功能调节失调。由于其临床以子宫不规则出血为主要表现，故治疗应首先以止血为主，血止之后，再补肾调肝，调整卵巢功能，恢复排卵。

1. 辨证论治

崩漏出血期，一般以气虚、血热、血瘀三型辨证论治。出血期，如何把握三种证型的辨证要点，有以下几点体会：出血期的脉象应是辨别气虚、血热的关键；脉率不能作为辨证依据；血瘀辨证应以症状为主。

历来中医描述血热的典型症状多为血色鲜红、面赤口干、尿黄便干、舌红等，但在妇科临床发现，部分血热出血患者并无上述症状，而因出血量大、病程长，就诊时常表现为一派贫血征象，如面色苍白、颜面下肢浮肿、头晕乏力、舌质淡嫩等，若仅以全身症状加以辨证，会将一部分阴虚血热患者误辨为气虚证。临床体会，出血期的辨证应以脉象为主，尤其是脉力和脉形，而症状和舌象只应作为参考。一般，脉细数有力或细滑者，属血热证；脉数而无力，脉来沉微者，属气虚证。

中医数脉常归于热证，但在崩漏病中，数脉亦可见于气虚证。因为大出血或长期出血，患者易造成继发贫血，使心脏搏动代偿性加快，脉率也随之增加。因此，脉率不能作为辨证依据，只有脉力，才是辨证的关键。

对于血瘀的辨证，脉象和舌象均无特异性，涩脉在妇科临床很难见到，涩脉相当于现代医学的短绌脉，多见于心脏病；舌质暗也可有可无。血瘀辨证应以症状为主，其症状特点有三：①出血时多时少，色紫黑有块；②小腹疼痛，块下痛减；③小量出血，久治不愈。通过辨证治疗，服药10付左右出血应止，若疗效不好，应考虑血瘀证。

具体治疗方法如下：

气虚者，用温阳止血方（自拟方）：

鹿含草30g　党参50g　三七粉6g（分冲）

血热者，以犀角地黄汤加减，犀角可用玳瑁或水牛角代替，见下方：

玳瑁20g　生地30～50g　丹皮15～30g　生白芍15～30g　三七粉3g（分冲）

若小量出血不止，久治不愈患者，应考虑血瘀证，以生化汤加减。对于出血时间较长者，一般多在辨证基础上加用黄芩、蚤休、桑叶、黄柏等清热解毒凉血之品，以防治感染。

血止后，继以调整月经周期，恢复排卵，方法基本同闭经。疗程一般需 3 ～ 6 个月。

对于黄体功能不全，表现为经前少量出血，基础体温双相，但高温期短者，一般以调肝补肾法为主，方选定经汤加减。此方可促进黄体发育，增强黄体功能。处方如下：

柴胡 10g　当归 10g　白芍 10g　山萸肉 10g　山药 20g　紫河车 10g　菟丝子 50g　川断 30g　制香附 10g　益母草 10g

若为黄体萎缩不全，表现为经期延长，基础体温下降缓慢者，则以活血化瘀法促进子宫内膜剥脱，方选瓜蒌根散（见前）。

2. 典型医案

（1）医案一

患者焦某，女性，32 岁。病案号：1123346。因“月经紊乱 6 年，阴道不规则出血 1 个月”于 2004 年 10 月 8 日就诊。患者既往月经规则，1998 年 6 月行药流术后出现月经紊乱，后经中西药物治疗效果不佳。1998 年 11 月诊刮为“子宫内膜囊腺性增生”。先后服用妇宁、妇康、倍美力、克罗米芬等药物治疗，服激素类药期间月经基本规则。2002 年停用激素后再次出现月经紊乱，间断服用中药治疗，月经偶有规律。就诊时述 PMP（末次前月经）：2004 年 7 月 17 日，LMP：2004 年 8 月 17 日，阴道出血至今未净，量时多时少。患者 10 月初曾有过 4 天类似正常月经样出血，此后阴道出血减少，至今未净，出血色红，偶有小血块，无发热，不伴腰腹部疼痛，无头晕、心慌、乏力等，饮食及大小便正常，脉细滑。近6年未避孕而未怀孕。

既往史：体健，否认肝炎、结核等传染病史。否认心脏病、高血压病史。无外伤史，无输血史。预防接种史不详。青霉素过敏，否认其他药物、食物过敏史。

月经婚育史：月经 $11\frac{7\text{天}}{24\sim25\text{天}}$ 量中，色红，痛经（－）。月经紊乱6年，PMP：2004年7月17日，LMP：2004年8月17日。28岁结婚，配偶年长3岁，体健。性生活正常，否认性病史。G_1P_0。1998年药流后，一直未避孕也未怀孕。

月经垫上见少量鲜红色出血，余暂时未查。

实验室检查：8月19日在中日友好医院行内分泌检查：结果均正常。

诊断：西医诊断：1. 阴道不规则出血原因待查（功能失调性子宫出血？）；2. 继发性不孕症。中医诊断：1. 崩漏（肾虚血瘀）；2. 断绪（肾虚血瘀）。

口服中药，拟益气止血，佐以清热。处方如下：

生黄芪60g　当归10g　三七粉3g（冲）　女贞子20g　旱莲草20g　仙鹤草50g　茜草10g　乌贼骨30g　紫草10g　蒲公英30g　3剂

二诊　2004年10月11日。患者今日阴道出血量较前明显减少，色鲜红，无血块，无腰酸下腹痛，无发热，无头晕心慌，饮食可，大小便正常，余无不适主诉，舌淡，苔薄白，脉沉细略滑。口服中药，拟益气清热，凉血止血。处方如下：

生黄芪60g　赤芍10g　三七3g（冲）　蒲公英20g　紫

草10g　3剂

三诊　2004年10月14日。患者今日阴道出血量较前增多，色鲜红，无血块，无腰酸下腹痛，无发热，无头晕心慌，饮食可，大小便正常，余无不适主诉，舌淡，苔薄白，脉沉细略滑。许老指示口服中药，拟益气缩宫，清热止血。处方如下：

生黄芪60g　三七粉3g（冲）　蒲公英20g　野菊花20g　生白术30g　枳壳15g　5剂

四诊　2004年10月21日。患者今日阴道出血量少，色鲜红，无血块，无腰酸下腹痛，无发热，无头晕心慌，饮食可，大小便正常，舌淡，苔薄白，脉沉细略滑。许润三教授指示口服中药，仍拟益气养血，化瘀止血，加罂粟壳以收涩止血。处方如下：

生黄芪60g　三七粉3g（冲）　当归6g　益母草10g　罂粟壳10g　山萸肉10g　生白术30g　枳壳15g　5剂

五诊　2004年10月29日。患者今日阴道出血干净，无腰酸下腹痛，无发热，无头晕心慌，饮食可，大小便正常，舌淡，苔薄白，脉沉细略滑。许润三教授指示口服中药，拟补肾固冲。处方如下：

仙茅10g　仙灵脾10g　巴戟天10g　肉苁蓉10g　女贞子20g　枸杞子20g　沙苑子20g　菟丝子20g　香附10g　益母草20g　鹿茸片3g　麦冬10g　7剂

六诊　2004年11月5日。患者最近工作过度劳累，阴道出现少量出血，时有时无，余未诉不适，舌质淡，脉沉细。处方拟益气活血止血。处方如下：

红参50g（另煎）　三七粉3g（冲）　益母草30g　当归6g　7剂

七诊　2004年11月12日。阴道出血干净5天，未诉其他不适，基础体温偏高，舌质淡，脉沉细。处方拟补肾养血活血。处方如下：

红参20g　鹿茸片3g　当归20g　何首乌20g　熟地20g　菟丝子50g　川芎6g　益母草20g　20剂

八诊　2004年12月10日。患者现基础体温上升9天，似有下降，白带较多，饮食二便正常，舌质淡，脉沉细。拟补肾气，调冲任。处方如下：

党参30g　鹿茸片3g　当归10g　山萸肉10g　紫河车10g　羌活6g　熟地20g　川断30g　7剂

九诊　2004年12月17日。患者2004年12月11日基础体温下降，月经来潮，4天干净，月经量中等，色鲜红，有小血块，无痛经，现一般情况好，饮食二便正常，舌质淡，脉沉细。拟补肾气，调冲任。处方如下：

党参30g　鹿茸片3g　当归10g　山萸肉10g　紫河车10g　羌活6g　熟地20g　川断30g　生黄芪30g　沙苑子30g　7剂

此后2月余，患者处方基本以上方加减，结果基础体温呈典型双相，第3个月体温未降。2005年3月17日B超检查提示宫内早孕，觉乏力明显。许老予滋阴固肾、安胎治疗，处方如下：

西洋参20g　麦冬10g　五味子10g　川断10g　菟丝子50g　沙苑子30g　莲子10g　苎麻根10g　鹿茸片3g　7付

按：患者主因“月经紊乱6年，阴道不规则出血1个月”为主症，中医诊断为“崩漏”。患者6年前因药物流产损伤肾气及胞宫、胞脉，导致气血不足，气虚推动乏力，则蓄血留瘀，肾虚血瘀，冲任失固，统摄无权，导致阴道下血，量时多时少，淋漓不净。肾虚，精血不足，卵子难以成熟，不能成孕。阴道出血量少，有小血块，为血瘀之象，舌脉亦为肾气虚之象。纵观脉症，病位在冲任胞脉，病性属虚实夹杂，证属肾虚血瘀。出血期，因患者始终脉沉细，辨证为气虚血瘀，止血拟益气活血止血，因出血时间长久，酌情加蒲公英等清热、解毒、凉血之品，以防治感染，同时亦可起反佐之用。血止后补肾、调冲任最为要务，方中除选用补肾养血的山萸肉、紫河车、熟地、川断、沙苑子等，还有益气、养血、活血的当归、生黄芪等。尤其值得一提的是鹿茸片，虽然药物价格较贵，但效专力宏，对长期患功能性子宫出血且对西药激素治疗有顾虑的患者，其补肾阳的作用非常理想，确能起到非常明显的效果。

（2）医案二

陈某，女性，27岁，已婚。病历号1126159。2004年11月18日初诊。

主诉：月经紊乱10年，阴道不规则出血2个月未净。

现病史：10年前无明显诱因出现月经后期（2～3月一行），因无其他不适症状，故未予重视。1998年6月月经2个月未至，后来潮20天未净，经口服中药10剂血净（具体用药不详），而后月经仍2～3月一行，此期间曾有2次月经3个月未至，经肌注黄体酮后，月经来潮。LMP：2004年9月10日，量多，色红，有血块，1周后出血量减少，持续1月未止，经中日友好医院门诊中药治疗，阴道出血明显减少，但淋漓不断。2004年10月29日B超示：子宫内膜厚0.45cm，子宫、双附件未见异常。2004年11月7日，无明显诱因阴道出血再次增多，色鲜红，有血块，经口服中药治疗未见明显好转，故来诊。现阴道出血量中，色鲜红，有血块，无腰腹痛，无发热，无明显头晕、心慌、乏力等，睡眠好，纳可，二便调，脉沉细，舌质淡暗。

月经婚育史：月经 $10\frac{6\sim7天}{60\sim90天}$，量多，色鲜红，有血块，痛经（-）。PMP：2004 年 7 月 15 日，LMP：2004 年 9 月 10 日。24 岁结婚，配偶年长 9 岁，有高脂血症。性生活正常，否认性病史。G_0P_0。

查体：一般情况可，无贫血貌，胸腹查体无明显阳性体征；妇科检查：月经垫上见中等量出血，色红，余暂时未查。

诊断：西医诊断：功能失调性子宫出血；中医诊断：崩漏（气虚血瘀）。

治法：益气调经，化瘀止血。

处方：生晒参 20g　当归 15g　生黄芪 30g　三七粉 3g（冲服）　茜草 10g　乌贼骨 30g　仙鹤草 30g　枳壳 10g　荆芥炭 10g　瞿麦 10g　益母草 10g　7 剂

二诊　2004 年 11 月 23 日。今日患者仍有阴道出血，量中等，色淡红，偶有血块。无腰腹疼痛，无发热，时有头晕、心慌、乏力等症，睡眠佳，纳可，二便调，舌淡，苔薄白，脉沉细略滑。患者脉沉细略滑，考虑有热象，故换口服方，法拟凉血止血。嘱患者卧床休息，避免活动后出血量增多。处方如下：

水牛角丝 30g　生地 15g　丹皮 10g　白芍 20g　茜草 10g　乌贼骨 30g　瞿麦 10g　荆芥炭 6g　阿胶 10g　仙鹤草 30g　炒白术 30g　5 剂

三诊　2004 年 11 月 28 日。患者今日阴道出血量减少，色鲜红，无血块，无腰酸下腹痛，无发热，无头晕心慌，饮食可，大小便正常，舌淡，苔薄白，脉沉细。口服中药，仍法拟益气养血，化瘀止血，加罂粟壳以收涩止血。处方如下：

生黄芪 60g　三七粉 3g（冲服）　当归 6g　益母草 10g
罂粟壳 10g　山萸肉 10g　生白术 30g　枳壳 15g　3 付

四诊　2004 年 12 月 1 日。患者阴道出血止，未诉不适，服用补肾疏肝中药善后。

12 月底月经来潮，5 天干净。8 个月后来门诊告之妊娠。

按：患者主因“月经紊乱 10 年，阴道不规则出血 2 个月未净”为主症，中医诊断为“崩漏”。患者先天禀赋不足，肾气虚弱；加之经期摄生不慎损伤肾气、冲任，导致肾气益虚，冲任失固，统摄无权，以致经血非时而下；出血日久，耗伤气血，气虚推动无力，瘀阻胞宫，蓄血留瘀以致经血中夹有血块；舌质淡暗，亦为气虚血瘀之象。纵观脉症，病位在冲任胞脉，病性属虚实夹杂，证属气虚血瘀。故开始拟用益气固冲止血的中药口服，在诊治过程中，患者出现脉细滑的情况，说明热象存内，改用犀角地黄汤加味。阴道出血减少后，又从脉象断定其证以气虚为本，继续益气养血、化瘀止血，加罂粟壳以收涩止血收功。

附：从一例功血误治辨析功血的诊治

[许润三．中日友好医院学报，1989，3（4）：221]

花某，女，18 岁，学生。病案号：003457（北京中医学院附属医院）。

14 岁月经初潮以后，4 年来阴道断续出血。注射黄体酮、丙酸睾丸酮能暂时止血，但不巩固。1956 年曾在某院做诊断性刮宫，病理报告为子宫内膜增殖症。

此次于1958年11月6日开始阴道出血，血量多，经激素疗法、少量输血治疗10多天，出血仍不止，继发重度贫血，拟行子宫切除术，患者拒绝，遂于1958年12月8日，来北京中医学院附属医院住院治疗。查血红蛋白4.5g/dL，诊为功能失调性子宫出血，合并失血性贫血。

患者阴道出血量时多时少，血量少时腹痛剧烈，小腹部可触及拳头大小包块，有压痛，待排出大血块后则腹痛缓解，包块消失，继而出血量减少。约2小时后上述情况再次发作。查体：精神萎靡，面色晄白，舌质淡嫩，脉细数，肢冷有轻度浮肿。实验室检查：BP：10.7/6.7kPa，T：35.3℃，RBC：2.56×10^{12}/L，WBC：4.5×10^{9}/L，PTC：72×10^{9}/L。诊断证属气虚不能摄血，用归脾汤3剂后出血不止。经会诊，认为此证系脾虚不能统血，改用黑归脾汤（全药炒炭），并少量输血。3天后出血未见减少，Hb 3.8g/dL。后请王慎轩老师会诊。王老认为患者脉搏细数有力、腹痛、下大血块，应诊为“血热夹瘀证”，予犀角地黄汤加味。服1剂后，血量较前增多；2剂后，血量减少；3剂后，血量又减。继以上方增加桃仁、红花用量，再服3剂后血止、疼痛除。

讨论：本例误治的原因：①把气虚证的概念固定化。认为患者的症状都是气虚现象，应按虚证论治，以致把实证当成虚证；②对腹痛、下瘀血块和脉细数有力这一关键症状未予重视；③把次要症状视为主症。如主症为出血、腹痛、脉细数有力；次症为面色晄白、舌质淡嫩、心慌肢冷等。治疗一开始就被一些表面现象所惑，而用益气摄血，犹如抱薪救火，结果出血未能制止，而使病症加重。

本例的误治提示我们：不能将证候概念固定化，出血本应有寒、热、虚、实之分，而本例没有认真审因论证。此外，不能本末倒置，忽略本实而标虚这一前提，单纯补标，结果南辕北辙，适得其反，临床家不可不慎。

输卵管阻塞性不孕

输卵管阻塞是导致不孕症的主要原因之一，目前国内外尚无理想的治疗办法。许老以中医传统辨证和输卵管局部辨病相结合的方法，采用中药理气活血、化瘀通络治疗输卵管阻塞，临床治愈率可达71%，若配合中药灌肠、外敷综合治疗，有效率可达84%。现将许老辨治输卵管阻塞的观点及方法介绍如下。

一、输卵管阻塞的中医诊断是胞脉闭阻

历代中医文献中没有与输卵管阻塞相关的病名，根据现代医学对其病理表现及临床体征的诊断，许老认为它与中医的“瘀血病证”极为相似。瘀血是指血液运行不畅，停滞于经脉或脏腑之中，或离经之血积存于体内的病理物质。瘀血形成后，可阻碍正常气血的新生与运行，使局部出现炎症、粘连、组织增生和包块等病理改变，若瘀血阻滞于胞脉，使胞脉出现炎症、粘连而闭阻，两精难于相搏，则可导致不孕症。所以，中医对输卵管阻塞的诊断应为胞脉闭阻。

二、许老对中医胞脉的认识

许老对胞脉的认识与现代医家蔡小荪的观点相同：胞脉有广义和狭义之分，广义指分布于胞宫上的脉络，主要指冲

任二脉，相当于现代医学子宫上分布的动静脉。《内经》曰："胞络上系于心。"而狭义胞脉则相当于西医的输卵管。正如朱丹溪所云："子宫上有两岐，一达于左，一达于右"，此两岐即指输卵管。因此，输卵管的概念及功能应包括在中医狭义的胞脉之中，输卵管的病变亦与中医胞脉的异常改变相对应。输卵管的病理机制即胞脉的闭阻不通。由于胞脉闭阻，导致两精难于相搏，而致不孕。

三、病因病机

临床观察发现，导致瘀血停滞于胞脉的因素大致可归纳为：情志所伤、盆腔炎史、结核病史、手术损伤、经期感受寒邪。以上无论何种原因，一旦影响了胞脉的气血运行，造成瘀血内阻，胞脉闭塞不通，则可导致不孕症。

四、对输卵管阻塞辨证与辨病的认识

由于输卵管阻塞患者多无明显的特异性症状，常是多年不孕，经西医检查发现，这给临床上准确辨证和有针对性用药造成一定困难。许老在临床上以中医传统辨证与输卵管阻塞局部辨病相结合的双重诊断方法治疗本病，取得满意疗效。

1. 局部辨病

由于引起输卵管阻塞的原因不同（炎症或结核），其局部的病理表现也不尽相同。一般来讲，输卵管炎性阻塞主要是瘀血阻滞于胞脉；而结核性阻塞由于局部有钙化灶及瘢痕形成，则表现为瘀血阻于胞脉的重症；输卵管积水的形成，多是由于瘀血内阻，影响胞脉的气机疏通，津液的布散，积为水湿，导致痰湿互结于胞脉的病理变化。局部辨病就是辨输卵管是炎性粘连，或是瘢痕钙化，还是输卵管积水，从而有针对性地遣方用药。

2. 全身辨证

在局部辨病基础上，再结合患者的发病诱因、症状以及舌脉进行辨证分型。一般临床常见3型：肝郁型、血瘀型、瘀湿互结型。

总之，将局部辨病与全身辨证相结合的双重诊断方法引入输卵管阻塞的治疗中，对增强中医遣方用药的针对性，提高中药疗效，具有切实的临床意义。

五、治疗大法是理气活血、化瘀通络

由于输卵管阻塞的病变机理是在致病因素作用下脏腑功能失调，气机郁结，血行受阻，瘀血阻于胞脉。因此，治疗大法拟理气活血、化瘀通络。许老以“四逆散加味方”作为主方，同时结合造影所示局部病变情况，或辅以活血利水，或辅以软坚散结，全身调理和消除局部病变相结合，共达理气活血通络之功，临床疗效十分显著。

许老用中医理论系统地论述了输卵管梗阻的中医病名、诊断和病因、病机，并提出了以中医传统辨证和输卵管局部辨病相结合的方法综合治疗本病的观点，临床疗效显著。他填补了中医在输卵管阻塞方面论述及治疗的空白。

六、典型医案

1. 医案一

崔某，女，30岁，病案号1139546。主因“婚后4年，夫妇同居，近两年未避孕而未怀孕”于2005年6月17日求诊。2004年，男方精液检查精子活动力差。2004年5月，在当地行子宫输卵管碘油造影示：双侧输卵管未见充盈，诊为双侧输卵管阻塞。同年6月，在宫腔镜下行宫内息肉摘除术。2004年9月，在北医三院行胚胎移植术，因出现卵巢过度刺激并发胸腹水而失败。同年12月开始在当地医院服用中草药及中成药（具体不详）至今。2005年5月，再次行输卵管造影检查，提示双侧输卵管阻塞。平素月经规律，量少色暗，有小血块，经前下腹胀痛。白带量中，色白，无臭味。现一般情况好，月经干净第1天，饮食正常，睡眠可，大小便正常。

既往史：1992年患甲型肝炎已治愈。2001年阴道分泌物检查有支原体感染，现已治愈。否认结核病史。否认其他内科疾病病史。2004年做胚胎移植术中，出现多囊卵泡过度刺激征而行输血治疗。否认药物、食物过敏史。

月经婚育史：月经14 $\frac{6\sim7天}{30\sim36天}$，量少，色暗红，偶有血块，痛经（+），LMP：2005年6月11日，平素白带不多，色白，无异味。25岁结婚，配偶同岁，体健，否认性病史。

内诊：外阴（－），阴道通畅，宫颈光，子宫前位，正常大小，质中度硬，左侧附件有增厚，无明显压痛，右侧附件未触及异常。分泌物镜检：清洁度Ⅱ度，未见滴虫、霉菌。

查体：一般情况可，胸腹部查体无明显阳性体征。舌质暗红，苔白，脉沉弦。

诊断：西医诊断：原发不孕（双侧输卵管不通）；中医诊断：全无子（气滞血瘀，胞脉闭阻）。

治疗拟疏肝理气、活血化瘀通络，中药口服、中药灌肠治疗。

口服方：

柴胡 10g　枳实 10g　赤芍 10g　生甘草 10g　路路通 10g　蜈蚣 5 条　水蛭 10g

灌肠方：

柴胡 10g　枳实 10g　赤芍 10g　生甘草 10g　细辛 3g　透骨草 30g　三棱 10g　莪术 10g

二诊　2005 年 6 月 27 日。患者月经周期第 16 天，基础体温上升象不明显，灌肠保留好，服药后未诉不适；饮食可，睡眠佳，二便正常；舌质暗红，苔白，脉沉弦。口服及灌肠治疗方药同上。

三诊　2005 年 6 月 30 日。月经周期第 19 天，基础体温已上升，阴道分泌物增多，腰骶部酸困，提示卵巢可能已排卵；无腹痛，无发热，饮食可，睡眠佳，二便正常，一般情况好。患者中药治疗较适应，药物治疗同前。法仍拟疏肝理气，化瘀通络。口服药及灌肠方仍守前方。

四诊　2005 年 7 月 11 日。患者月经周期第 30 天，月经未潮，基础体温出现下降趋势。一般情况可，饮食好，睡眠佳，二便正常，无腹痛，无发热，无特殊不适，舌质暗红，苔白，脉沉弦。口服药物原方 60 剂，灌肠方 20 剂。嘱其月经期停用所有中药，经净 2 ～ 3 天开始治疗。

2005 年 9 月 28 日电话告知：因停经 40 天在当地诊断为宫内早孕。

按：患者婚后 4 年，夫妇同居，近两年未避孕而未怀孕。中医诊断为“全无子”。患者久不受孕，反复治疗不愈，行胚胎移植失败，以致情志失调，肝郁气滞，气滞而血瘀，瘀血结于冲任二脉，胞脉瘀阻，两精难以相合，故难成孕。其病性属实，病位在胞脉，证属气滞血瘀。舌暗红，脉沉弦均属气滞血瘀之征象。故治疗拟疏肝理气，活血化瘀通络。根据全身症状和体征，结合西医检查结果，许老拟用经方“四逆散加味”为主。西医妇科检查兼见附件增厚、压痛明显者，B超证实附件炎性包块者，HSG检查示输卵管积水者，HSG示输卵管僵硬、狭窄者，造影不除外输卵管结核者，基础体温示输卵管阻塞伴黄体功能不全者，中医辨证兼气血虚弱、肾虚者，分别采用不同的中药加减，以强调全身调理。消除局部病变则根据输卵管的位置特点，多途径选择给药，采用四逆散加活血通络中药如透骨草、三棱、莪术等浓煎灌肠，从直肠局部使药物渗透，既能直达病所，又能避免长期口服活血中药对脾胃的损伤。全身调理与局部综合治疗相结合，既注重该类患者的共性——胞脉闭阻，又注重该类患者的个性——病因病性差别；既重视西医辨病，又不忽视中医辨证；多途径给药，直击病变部位，理气活血通络之功彰显无遗。

2. 医案二

孙某，女，31岁，病案号：910766。人流术后9年，近一年未避孕而未怀孕。2004年8月13日初诊。

现病史：患者于1995年第1次怀孕行人流术，术后恢复好。后一直工具避孕。近一年夫妇同居，性生活正常，一直未避孕而未怀孕。配偶未查精液常规。本月行输卵管通液检查为双侧输卵管通而不畅。基础体温呈双相。平时月经基本规律，偶有下腹部疼痛，白带不多，腰不痛，食纳正常，大小便正常。刻下症：月经干净5天，无腹痛等不适，纳食不香，大便稀，小便调，舌质暗，苔薄白，脉细。

月经婚育史：月经14 $\frac{7天}{30天}$ ，量中，色暗，痛经（-）。LMP：2004年8月3日。20岁结婚，配偶年长5岁，体健。性生活正常，否认性病史。G_1P_0。

查体：一般情况可，胸腹查体无明显阳性体征。妇科检查：阴道分泌物不多，清洁度Ⅰ度，未见滴虫、霉菌，宫颈中度糜烂，子宫前位，正常大小，质中度硬，活动可，附件双侧（-）。

诊断：西医诊断：①继发性不孕（双侧输卵管通而不畅）；②宫颈炎。中医诊断：断绪（气滞血瘀，胞脉闭阻）。

治法：活血化瘀通络。中药口服、热敷、灌肠。

口服方：

柴胡10g　枳实15g　赤芍15g　生甘草10g　丹参30g　生黄芪30g　三七粉3g（冲）　䗪虫10g　路路通15g　7付

灌肠方：每晚临睡前用40℃左右的中药煎液灌肠，保留至次晨。方用：

透骨草30g　细辛3g　桂枝15g　皂刺20g　赤芍30g　莪术20g　蒲公英30g　7剂

热敷：用上述药物药渣敷下腹部，每天30分钟。

二诊　2004年8月20日。患者下腹部疼痛偶作，窜痛，可自行缓解，白带不多，腰不痛，食纳正常，大便小便正常，舌质暗，苔薄白，脉细；基础体温上升3天。许老继续用原方加莪术10g，灌肠、热敷方同上。

三诊　2004年8月27日。患者下腹部窜痛基本缓解，偶尔有下腹部隐痛不适，白带不多，腰不痛，食纳正常，大小便正常，舌质暗，苔薄白，脉细；基础体温上升10天；高度佳。许老继续用原方原法。

四诊　2004年9月2日。患者今日月经来潮，色鲜红，量中等，无明显血块，痛经亦不明显，腰骶部略感酸坠，未诉其他不适，舌质暗，苔薄白，脉细滑。月经期来潮，可以停用上述口服方药及灌肠、热敷等治疗，口服方改为四物汤加味，方药如下：

当归10g　川芎15g　赤芍15g　熟地10g　丹参30g　益母草10g　生黄芪30g　5剂

月经干净后又继续服用前述方药及热敷、灌肠4个月，其间患者不愿复查输卵管。患者末次月经为2005年2月6日，现已孕8个月，在中日友好医院产科定期产检，胎儿发育正常。

按：患者人流术后9年，近一年未避孕而未怀孕，中医诊断为断绪。人流术损伤气血，导致气血运行不畅，蓄血留瘀，气滞血瘀结于冲任，导致胞脉闭阻，两精难于相合，故难于成孕。下腹痛为气滞血瘀之象，舌脉舍之从症。纵观脉症，病位在冲任胞脉，病性属实，证属气滞血瘀，胞脉闭阻。治疗采用四逆散加活血通络药物内服外用。为服药期间出现下腹疼痛加重情况，属于药物中病，为胞脉疏通过程，不必惊慌，可以给患者加以解释，继续观察用药。在服药至4个月时妊娠。

案一、案二为近两年来采用综合治疗方案后而获良效的患者。因输卵管不通引起的不孕，诚属难症，并非短期所能见效，医者除必须坚持守方外，还必须从长远、从多途径考虑，以缩短疗程而收功。

附：四逆散加味治疗“输卵管不通”验案三则

[许润三．中级医刊，1985，8（20）：52-53]

凡在生育年龄之内，婚后同居2～3年以上仍不能受孕者；或女方曾经生育或流产而又2～3年以上未能怀孕者，统谓之不孕症。前者为原发性不孕症，后者为继发性不孕症。不孕症应从男女双方寻找原因，就女方而言，造成不孕症的原因虽然多端，然以输卵管炎症引起的粘连、阻塞，导致输卵管不通为其重要原因，治疗亦较困难。近一年来，笔者采用辨证为主、证病结合的方法，门诊治疗3例输卵管不通患者，取得了满意的效果，现整理报告如下。

典型医案一

刘某，33岁，教师。1983年6月22日初诊。门诊病历号：142987。

主诉：婚后1年多未孕，经检查为“输卵管不通”。

现病史：1981年10月结婚，因婚后半年未孕，乃于1982年赴北京某医院检查，诊为“附件炎”，口服消炎药与肌注胎盘组织浆1个月。后于1982年10月10日做输卵管通液检查，结果为“双侧输卵管不通”，未予治疗。1983年3月起，又经某医院激光治疗约2个月。1983年6月又做输卵管通液检查，仍示不通。

既往史：月经15岁初潮，周期一直正常。平时体健，无腰痛、腹痛及其他不适。否认患各种传染病。

现在症：月经周期28～30天，带经期5～6天，血量较多，色暗有块，痛经（+），经前乳房胀痛。末次月经6月10日，5天净。舌质正常，脉弦细。体质中等，偏瘦。内诊检查：外阴发育良好，阴毛分布正常，阴道通畅，宫颈光，宫体后位，正常大小，质中度硬，活动度尚可，双侧附件增厚，压痛（+）。

证型：气滞血瘀，胞脉闭阻。

治法：行气活血，化瘀祛滞。

处方：柴胡 10g　枳实 10g　赤芍 10g　生甘草 3g　丹参 30g　三七粉 2g（分冲）　石见穿 20g　20 剂

1983 年 7 月 22 日：末次月经 6 月 28 日，经量较少，经前乳房胀痛明显减轻，唯周期提前 12 天，考虑与服活血化瘀药有关，暂且守方观察。继服原方 20 剂。

1983 年 8 月 20 日：末次月经 7 月 27 日，周期准，经前无乳胀及痛经，经血量基本正常，脉细。原方加生黄芪 10g，予 20 剂。

1983 年 9 月 21 日：末次月经 8 月 25 日，周期及血量正常。本月 4 日又经某医院输卵管通液检查，提示输卵管基本通畅，说明瘀滞化而未尽，仍以原方加减。药用：

柴胡 10g　枳实 10g　赤芍 10g　生甘草 3g　丹参 15g　当归 10g　葛根 10g　麦冬 15g　石见穿 15g　15 剂

1983 年 10 月 23 日：末次月经 9 月 24 日，经量中等，无血块，无腹痛，饮食及二便正常，精神亦佳。再以原方加减，以蠲余滞。处方为：

柴胡 10g　枳实 12g　赤芍 10g　生甘草 6g　丹参 20g　当归 20g　葛根 12g　麦冬 15g　石见穿 20g　20 剂

1983 年 11 月 21 日：末次月经 10 月 23 日，期、色、质、量均正常，唯脉搏细弱，治拟清除余滞，培补精血。处方为：

柴胡 10g　枳实 10g　赤芍 10g　生甘草 15g　葛根 10g　丹参 20g　紫河车 10g　10 剂

1983年12月20日，末次月经11月23日，带经5天，唯血量甚少，小腹酸坠，脉搏细弱，瘀滞虽除，精血犹虚，再拟养精益血善后。遂予人胎盘片6粒，每日3次，连续2月，维生素E10 mg，每日2次，连续2个月。

1984年3月3日：患者因停经4旬（末次月经1月23日），疑孕来检查，尿妊娠试验阳性。6月25日患者来院做产前检查，斯时宫底平脐，胎心144次/分，胎动好。

按：本例不孕系由瘀阻胞脉致两精不能相搏而引起，非瘀血消散、胞脉通畅则胎孕难成，故其治疗恒以活血化瘀、疏通胞脉为主。待胞脉通畅、虚象显现时，始改用调补之剂善后。

典型医案二

黄某，39岁，工人。初诊日期：1983年4月5日。病历号：36776。

主诉：流产后8年未孕，经检查为“输卵管不通”。

病史：患者于1972年结婚，1975年曾怀孕1次，但在怀孕2个多月时自然流产，并做清宫术，后因感染而病发“附件炎”，虽经多方治疗，效果均不明显，且迄今不孕。曾于1982年5月和8月先后在某医院做过2次输卵管通液检查，均示“双侧输卵管不通”。

月经婚育史：月经17岁初潮，周期28～32天，带经期4～5天，血量中等。G_1P_0。

现在症：月经周期正常，经血量甚少，血色暗红，时夹小血块，一般持续4天，平日少腹痛，腰酸痛，经期加重，经前乳房胀痛，不能触衣，纳可，睡眠不实，舌苔薄白、质暗，脉沉弦。妇科检查：外阴婚型，阴道通畅，分泌物不多，宫颈轻度糜烂，子宫中位，偏小，活动尚可，稍有压痛，双附件可触及条索状，左侧压痛明显。

证型：气滞血瘀，肾虚血亏。

治法：先予理气活血，化瘀通脉，肾虚待后再商。

处方：柴胡 10g　枳实 10g　赤芍 10g　生甘草 2g　三七粉 2g（分冲）　当归 10g　川芎 6g　路路通 10g　柞木枝 10g　石见穿 20g　20 剂

1983 年 5 月 10 日：少腹痛已不明显，唯经期略有疼痛，经血量较前增多，血色先褐后红，5 天净，舌暗变浅，唯腰酸不减，脉沉细。原方已获效果，故于原方加丹参 15g，嘱服 30 ～ 60 剂。

1983 年 11 月 7 日：服上方 90 付，腹痛已蠲，食纳增加，舌苔薄白，舌质正常，但腰酸依然，经血量少，脉沉细无力。瘀滞渐化，肾虚未复，治当补精养血，活血通络。方用：

仙灵脾 10g　仙茅 10g　紫河车 10g　山萸肉 10g　党参 10g　葛根 10g　川芎 10g　三七粉 2g（分冲）　路路通 10g　30 剂

1984 年 1 月 7 日：药后，月经量已接近正常，腰酸亦瘥，六脉平和。乃予参茸卫生丸、五子衍宗丸调理善后。

1984 年 4 月 1 日：患者因停经 40 天来诊，尿妊娠试验阳性，诊为早孕。

按：本证系气滞血瘀，肾虚血亏。但以前者为主，故治疗先予苦辛通脉，后以甘辛温补收功。

典型医案三

高某，30 岁，干部。初诊日期：1983 年 12 月 15 日。病历号：275294。

主诉：剖腹产后 2 年多不孕，检查为“输卵管不通”。

现病史：患者于1981年3月孕2个月时，发生阴道少量出血，当时经某医院诊为“先兆流产”，治疗30多天后血止。但时隔4天，又发生阴道少量出血，屡经保胎治疗无效。延至孕6个月时，乃转入某医院诊治，确诊为“前置胎盘”而行剖腹产术。术后月经周期正常，唯带经期过长（10～15天），并伴腰痛、腰酸，经妇科检查为“附件炎”，予中、西药间断治疗。至1982年10月，带经期恢复正常，妇科检查（-），但腰痛、腰酸依然，且一直不孕。乃于1983年4月又转入某医院检查，盆腔亦未发现病变，后经输卵管通液检查显示不通，继于6月复查仍为不通。曾用中、西药治疗未见效果。

现在症：月经12 $\frac{4\sim9天}{30天}$，血量中等，无血块，无痛经，末次月经12月10日，刚净；体质中等，营养一般，饮食二便可；舌质暗红，苔薄白，脉象弦细；盆腔检查未及异常。

月经婚育史：月经12岁初潮，周期30～32天，带经6～7天。G_1P_0。

证型：气滞血瘀，胞脉闭阻。

治法：行气活血，化瘀通滞。

处方：柴胡10g　枳实10g　赤芍15g　生甘草6g　葛根10g　麦冬15g　生黄芪15g　路路通10g　三七粉1.5g（分冲）　7剂

1983年12月23日：药后无不适反应，嘱继服原方7剂。

1983年12月30日：近两日来出现小腹间断性撕裂样疼痛，为药效反应，续予原方7剂。

1984年1月6日：药后腹痛消失，脉弦细，拟原方加川芎10g，继服7剂。

1984年1月13日：1月10日经潮，血量较少，色暗有块，无腹痛，微有腰痛，舌质正常，苔薄白，脉弦滑。继予原方7剂，嘱于经净后服。

1984年1月20日：昨晚突然小腹剧痛，注射阿托品后，其痛逐渐缓解，证明其药已中病，不必更方，继服原方7剂。

1984年1月27日：停药观察。

1984年2月20日：患者因停经40天来诊，诊其脉象细滑，尿妊娠试验阳性。

按：此案的证候不够明显，而病较为明确，只好“从病论治”，即所谓“无证从病”。

此3例患者不孕的主要原因均由于感染引起输卵管炎症，进而引起输卵管阻塞造成输卵管不通。此证相当于祖国医学的胞脉阻闭证，属气滞血瘀范畴，故治疗应以行气活血、化瘀疏滞为原则。用四逆散加味，取柴胡、葛根宣通郁结，消瘀祛滞；枳实、赤芍行气活血，凉血散瘀，消结除滞；生甘草清热通脉；三七化瘀消肿，祛瘀滞；石见穿、柞木枝、路路通利湿消肿，活血通络；麦冬养阴生津，润通胞脉。当瘀滞将尽时，如出现虚象或虚实兼夹证候，可酌加补益之品（如案一、案二）以善其后。药后反应性强者，康复较快。如例三患者，在服14剂药后，出现小腹撕裂样疼痛，服35剂药后，则小腹剧痛难忍，而后又连服14剂，即病愈而孕。

输卵管不通引起的不孕，诚属难症，并非短期所能见功，医者必须坚持守方，从长远计，以恒收功。

免疫性不孕

免疫性不孕症占不明原因不孕症的40%～50%。由于生殖系统抗原的同种免疫或自身免疫可阻止精卵不能结合或阻止精子穿透卵子而导致不孕。

一、病因病机

中医对于该病的治疗，一般多从湿热内蕴、阴虚内热或脾肾阳虚入手。但许老认为肾虚肝郁是免疫性不孕的主要证型。

1. 肾虚为免疫性不孕发病之本

历代妇科医籍对于女子不孕虽说法不一，但均认识到与肾密切相关。结合《素问·上古天真论》对女性生长发育及生殖功能随肾气盛衰的认识，说明肾虚为不孕之根本。关于免疫性不孕，限于历史条件，前人尚无直接论述。但近二十年对肾本质的研究表明，肾虚具有不同程度的下丘脑－垂体－肾上腺－胸腺（HPAT）轴功能的低下。该轴是神经内分泌免疫网络的重要部分，肾上腺皮质激素是免疫抑制物质，能明显抑制T淋巴细胞对有丝分裂刺激的增殖反应及自然杀伤细胞活性，应用生理剂量的地塞米松能有效抑制这种现象；同样用六味地黄丸、右归丸类能调整肾上腺皮质激素对HPAT轴的抑制，该抑制系统是通过影响细胞因子所产生的。许多实验表明，免疫细胞分泌的细胞因子可以影响生殖神经内分泌、卵巢功能、胚胎的着床和发育以及胎盘功能等。反之，生殖系统中的一些细胞成分及胚胎本身也可以调节免疫细胞合成和分泌细胞因子。上述诸环节均与肾相关联，所以肾虚为免疫性不孕发病之本。

2. 肝郁为免疫性不孕发病之标

首先女子以肝为先天，以血为本，肝为刚脏，内富风火，需疏泄条达，以柔和为顺。女性素多抑郁，或有暴怒伤肝，均可使肝的疏泄功能失常致肝失条达，气血失调，冲任不能相资；或部分患者可因郁久化热而成肝火亢盛，血海蕴热，而日久不孕。其次，肝藏血，体阴而用阳，阴血足才能柔润以养肝。如肝阴（血）不足，冲任亏虚，胞脉失养；或阴虚火旺，血海蕴热，均不能成孕，故肝失条达与女性不孕密切相关。

二、辨证论治

通过临床实践，许老认为肝郁肾虚应为此病主要原因。在调肝补肾治疗中，可以调整机体免疫功能，促进抗体消失。方剂以调肝汤加减：

柴胡 10g　当归 10g　白芍 10g　菟丝子 30g　女贞子 20g　枸杞子 20g　沙苑子 30g　丹参 20g　生黄芪 20g　制香附 10g　益母草 10g

大量有效病例证实，此法疗效肯定，治疗中不用避孕，2～3 个月抗体消失，怀孕者众。

三、典型医案

患者王某，女，34 岁，病案号：1125264。初诊日期 2004 年 11 月 4 日。

主诉：人流术后 7 年，近一年余未避孕而未怀孕。

现病史：患者 1997 年结婚，于 1998 年 10 月底怀孕，伴见咳嗽、咯痰、呼吸困难，于1998年11月在潍坊医院诊断为肺结核，给予抗结核治疗，并行人流术，经治疗痊愈后出院。近一年余未避孕而未怀孕。于2001年在潍坊医院行输卵管通液检查示双侧输卵管通畅，而后口服克罗米芬3个月，但一直未妊娠。2002年患者出现月经后期，在潍坊医院服中药治疗2个月（具体用药不详），月经恢复正常。此后一直工具避孕至2003年9月。此后夫妇同居6个月未孕，在当地医院查抗精抗体阳性。服中药仍未怀孕，且复查抗精抗体仍为阳性。刻下症：近一年夫妇同居，性生活正常未避孕而未怀孕。平时无明显下腹部疼痛，白带不多，月经周期尚规则，食纳可，睡眠佳，大小便正常，经前乳房胀痛，时腰酸，舌质暗，苔薄白，脉沉细。

既往史：28岁患肺结核，经治疗痊愈。否认肝炎及其他传染病史。否认心脏病、高血压病史。无外伤史，无输血史。预防接种史不详。否认药物、食物过敏史。

月经婚育史：月经12 $\frac{6天}{30\sim32天}$，量中，色暗红，有血块，痛经（-），人流术后近两年月经量略增多，经前乳房胀痛，且经期伴腰酸痛。LMP：2004年10月27日。配偶同岁，体健，1999年查精液常规正常。性生活正常，否认性病史。G_1P_0。

查体：T：36.5℃，BP：110/80mmHg。一般情况可，胸腹查体无明显阳性体征。妇科检查：外阴（-）；阴道：分泌物不多，清洁度Ⅰ度，未见滴虫、霉菌；宫颈：轻度糜烂；子宫：前位，正常大小，质中，活动可；附件：双侧条索状增厚，轻压痛。

实验室检查：抗精抗体阳性。

诊断：西医诊断：①继发性不孕症（抗精抗体阳性）；②宫颈炎；③附件炎。中医诊断：断绪（肾虚肝郁兼血瘀）。

治法：补肾疏肝，活血化瘀。

处方：柴胡 10g　当归 10g　白芍 10g　菟丝子 30g　女贞子 20g　枸杞子 20g　沙苑子 30g　丹参 20g　生黄芪 20g　制香附 10g　益母草 10g　莪术 10g　14 剂

二诊　2004 年 10 月 18 日。服上方后未诉不适，基础体温上升，高度可，舌质暗，苔薄白，脉沉细。上方加巴戟天 10g，14 剂。

此后患者用上方回当地服用 2 个月，电话告知妊娠。

按：患者“人流后 2 年，近一年未避孕而未怀孕”，中医诊断为“断绪”。人流术损伤患者肾气，导致冲任不足，胞脉匮乏，加之妊娠后因结核行人流术，心情抑郁，肝气郁滞，气血运行不畅，胞脉阻滞，两精因虚、滞而难于相合，故难于成孕。舌暗属血瘀之象，脉沉细属肾虚之象。纵观脉症，病位在冲任胞脉，病性属虚实夹杂，证属肾虚肝郁兼血瘀。治疗则补肾疏肝，活血化瘀。辨证准确后宜守方坚持服用 3 个月，自然成效。

精液异常性不孕

精液异常，往往是男性不育症的主要原因。其精液异常分别表现为：精液总量少于 2mL、精子总数少于 2×10^7/mL、精子畸形率大于 3000、精子成活率小于 60%、精子活动力小于 50%、精液排出体外 1 小时内不液化等。

许老认为精液异常主要是由肾阳虚或肾阴虚，或因肾虚水不涵木，累及肝、脾而致气滞血瘀或湿热胶结，殃及精室。前者与肝相关，后者与脾相连。

一、辨证分型

（1）肾阳虚型：畏寒，阴囊部寒冷，脉沉细，舌苔薄白。

（2）肾阴虚型：形体瘦小，易烦躁，脉细滑，舌质稍红。

（3）气滞血瘀型：阴囊胀痛，睾丸坠痛，脉弦，舌质稍暗。

（4）湿热蕴结型：尿频，尿后滴白，小便分叉，小腹及腰痛，脉细滑，舌苔黄。

二、治疗方法

3个月为1个疗程，服药期禁饮酒及食辛辣之物，生活有规律，睡眠要充足，性生活每周1次。

（1）肾阳虚型：右归饮加减。

熟地10g　山药20g　山萸肉10g　菟丝子30g　枸杞子20g　鹿角胶10g　杜仲20g　当归10g　肉桂6g　附片10g

如为少精症，则去上方中杜仲、肉桂、附片，加赤芍10g、红参10g；如精液不液化，上方加萆薢10g；如为死精症上方加川断10g。

（2）肾阴虚型：左归饮加减。

熟地10g　山药20g　紫石英30g　菟丝子30g　枸杞子20g　龟板胶10g　鹿角胶10g　牛膝10g

如为少精症，上方加当归10g、赤芍10g、女贞子20g、旱莲草15g；如为精液不液化，上方加丹参30g、萆薢10g、黄柏 10g。

（3）气滞血瘀型：四逆散加减。

柴胡 10g　枳实 10g　赤芍 10g　生甘草 10g　丹参 30g　佛手片 10g

如睾丸坠痛，上方加王不留行 20g、皂刺 10g、橘核 10g、路路通 20g；如阳痿，加用六味地黄丸。

（4）湿热蕴结型：龙胆泻肝汤加减。

龙胆草 6g　黄芩 10g　栀子 10g　泽泻 10g　车前子 10g　当归 10g　生地 10g　柴胡 10g　生甘草 10g

如不射精者，用萆薢分清饮加穿山甲（代）10g、路路通 20g、王不留行 20g；如精液不液化，用萆薢分清饮加当归 10g、赤芍 10g，或龙胆泻肝汤加萆薢 10g；阳强不射精则用龙胆泻肝汤加穿山甲（代）10g、王不留行 20g、石菖蒲 10g、路路通 20g。

三、典型医案

1. 医案一

李某，男，28 岁，司机，1995 年 4 月 10 日初诊。

主诉：婚后 3 年未育。

现病史：患者性生活正常，女方各项检查均正常，患者精液检查为不液化，并有白细胞 12 ～ 15 个。平素感觉腰酸，耳鸣，易烦躁，尿频，脉细滑数，舌质红，无苔。无烟酒嗜好。

中医诊断：精液不液化（肾阴不足）。

治法：先清热利湿，而后滋阴补肾、益精养血。

当归 15g　赤芍 15g　滑石 15g　生甘草 10g　猪苓 10g　薏苡仁 20g　黄柏 10g　蒲公英 10g　萆薢 10g　郁金 10g　石菖蒲 10g　14 剂

二诊　1995年4月24日。述服上方后尿频好转，脉细，舌质稍红。处方如下：

处方：熟地10g　山药10g　枸杞子15g　山萸肉15g　牛膝10g　菟丝子15g　鹿角胶15g　龟板胶15g　萆薢10g　黄柏10g　丹参20g　茯苓20g　20剂

停药1个月后女方怀孕。

2. 医案二

高某，男，41岁，干部，2004年11月5日初诊。

主诉：婚后4年未育。

现病史：同居生活，未避孕未育。女方各项检查均正常，性生活正常，在中日友好医院泌尿外科检查生殖器官发育正常，精液常规检查示：精液总量为5mL，无精子。平素畏寒，手足发凉，形体肥胖，无头晕耳鸣，纳可，寐实，便溏，脉沉细，舌质正常，薄白苔，无烟酒嗜好。

中医诊断：无精症（肾阳虚弱）。

治法：温补肾阳，兼以填精。

处方：白人参30g　鹿茸蜡片2g　山萸肉10g　紫河车10g　枸杞子20g　熟地20g　当归10g　菟丝子50g　丹参30g　炒白术15g　7剂

二诊　2004年11月12日。服药后无任何不适，大便成形，上方去白术改砂仁5g　14剂。

三诊　2004年11月19日。复查精液常规，精子数3×10^7/mL，脉细，仍服11月5日方30剂，共服药2个月，女方怀孕。

按：虽然两个患者都有不育情况，但前案属于肾阴亏虚，兼有湿热；后者则是一派阳虚之象。故前案先清后补，后案始终在补，两案时刻不忘阴阳互根之理，药物组成阴阳相配，服用补益药物时，注意守方，最终均获良效。

治疗子宫内膜异位症，灵活辨证，攻补兼施

子宫内膜异位症是妇科常见病、多发病，亦是疑难病之一。近年来，该病的发病率在世界范围内有逐年上升趋势，有报道，该病已占妇科手术的50%，已引起医学界的广泛重视。中医药对子宫内膜异位症的治疗近年来已有长足进展：从单纯以血瘀立论到注重肾在本病发生发展的作用；治疗从单一的活血，到补肾活血、清热活血、痰瘀分消、通腑活血；治疗方法从辨证论治到周期治疗、中西医结合治疗、综合治疗等，使该病疗效获得显著提高。但由于本病疗程较长，攻伐药物久用易损伤正气，常使患者难以坚持治疗或反使病情加重，这是中医治疗中普遍存在的问题。在这一点上，许老的治疗方法值得借鉴。

许老治疗子宫内膜异位症虽以活血化瘀法贯穿始终，但他活血不忘扶正，并根据患者的年龄、体质、月经、症状及内膜异位的不同部位，因人而异，选方用药，避免了一味攻伐所带来的不良反应。

对于体质好、月经规律、以腹痛为主的患者，许老以活血化瘀止痛为主，但在大队活血化瘀药中必加补气扶正之品，以减轻久用攻伐药物而耗伤气血的作用。他认为气愈虚则血愈滞，一味攻伐反而欲速不达。临床许老常选用生黄芪补气行滞，并能提高自身抗病能力。

对于月经提前、量多、形体消瘦的患者，许老一般以消瘰丸加味，他认为此方清热止血，软坚散结，可抑制子宫内膜生长，调整月经，减少出血，并软化结节；若体胖、体质虚寒者，许老则选用桂枝茯苓丸温通化瘀，再加三棱、莪术增强活血化瘀作用。

对于卵巢巧克力囊肿患者，许老一般在上述辨证基础上加王不留行、穿山甲（代）、路路通等活血通透之品。

若患者年龄接近绝经，许老则以知柏地黄丸与上几方合用，他认为知柏地黄丸能抑制卵巢功能，促进早日绝经。

典型医案

1. 医案一

田某，女，36岁，病案号：1007994。1998年10月26日初诊。

主诉：经期右腹股沟痛3年，月经中期下腹痛1年。

现病史：既往月经规律，$14\frac{3天}{28\sim30天}$，经期无明显腹痛。1995年6月因急腹症行右卵巢巧克力囊肿剔除术，术后半年出现经期右腹股沟疼痛，需服止痛片，难以正常工作。今年又出现月经中期下腹部剧痛，持续2周左右。1998年盆腔CT示：右腹股沟包块。同年盆腔B超示：子宫增大，点状回声，左卵巢囊肿4cm×4.2cm。考虑子宫肌腺症、左卵巢囊肿。末次月经1998年9月21日。患者体瘦，脉细弱。

诊断：西医诊断：①子宫内膜异位症；②子宫肌腺症；③左卵巢囊肿（巧克力囊肿？）。中医诊断：①妇人腹痛（气滞血瘀）；②癥瘕（气滞血瘀）。

治法：理气活血，软坚散结。

处方：玄参 10g　贝母 10g　生牡蛎 25g（先煎）　三棱 10g　莪术 10g　海藻 10g　昆布 10g　夏枯草 10g　鸡内金 10g

患者共接受 5 个月治疗，平时中药以上方为主，月经前期改服下方：

党参 15g　赤芍 12g　川芎 12g　莪术 10g　葛根 10g　三七粉 3g（分冲）　血竭粉 1.5g（分冲）

经期服用下方：

生黄芪 50g　当归 30g　丹参 30g　附片 10g　三七粉 3g（分冲）　血竭粉 1.5g（分冲）

经治疗，患者第 2 次月经即感右下腹疼痛明显减轻，至第 5 次月经时疼痛已完全消失。月经中期下腹痛亦逐渐减轻，疼痛一般持续几小时至 1 天。1999 年 10 月 15 日复查盆腔 B 超示：子宫大小正常，回声不均，左侧囊肿 2cm × 2.7cm 大小。

按：对于子宫内膜异位症、子宫肌腺症的治疗，一般以活血化瘀为主，但许老考虑患者病程较长，身体瘦弱，若直接攻逐难以使结节吸收消散，反易耗伤气血。故首以消瘰丸加海藻、昆布、夏枯草、鸡内金软坚散结为主，软化结节，配以三棱、莪术活血化瘀消癥。月经前期及经期则以活血化瘀止痛为主。考虑患者久病必虚，易寒凝血滞，故于经期加生黄芪、附片温通胞脉。经上述三法治疗，患者症状明显改善，B 超复查包块缩小。

2. 医案二

杨某，女，53 岁，门诊简易病历，1999 年 2 月 6 日初诊。

主诉：月经量多，带经期长，经期腹痛 10 年，加重 2 年。

现病史：既往月经规律。近十年月经周期逐渐提前，血量增多，带经期长，$\frac{9\sim10\text{天}}{20\sim23\text{天}}$，伴大血块，经期腹痛剧烈，需服止痛片，近两年症状加重，由于失血过多，继发贫血，血色素最低7g/mL。患者十年前体检时盆腔B超示：子宫大小8.5cm×6cm×4cm，表面点状回声，前壁见一3cm×4cm大小的低强回声，以后复查B超均无明显变化。患者面色晦暗，舌质淡暗，脉沉细。

诊断：西医诊断：①子宫肌瘤；②子宫肌腺症；③继发贫血。中医诊断：①癥瘕（气虚血瘀）；②虚劳（气虚血瘀）。

治法：滋阴清热，软坚散结，辅以益气。

处方：盐知柏各10g　生地10g　山茱萸10g　山药20g　泽泻10g　茯苓20g　党参15g　生黄芪20g　龟板10g　鳖甲10g　生牡蛎30g　当归10g

患者共治疗5个月，平时以上方加减，经期益气化瘀止痛。服药后，于3月、4月两次月经来潮，均周期规律，血量明显减少，腹痛明显减轻。末次月经4月21日，之后停经3个月。

按：此患者患子宫肌瘤、子宫肌腺症。因年龄接近绝经期，故以知柏地黄丸加软坚散结、益气之品，抑制卵巢功能，促其绝经，并可控制出血，缩小包块。

从肾论治闭经

闭经为妇科常见病。月经的生理源于肾气，肾气的盛衰影响冲任，从而关系到月经的来潮与闭止。治疗闭经，重在从肾论治，兼调其他脏腑。

一、从肾论治闭经辨治要点

补肾当辨肾阳虚或肾阴虚，而分别施以温肾、滋阴之剂，温肾药如仙灵脾、仙茅、巴戟天、鹿角霜、覆盆子、紫石英等；滋阴如女贞子、山萸肉、熟地、枸杞子、龟板胶等，而紫河车无论阳虚、阴虚当为必用，因此品既益肾气又补精血之故。在运用补肾法时，宜注意三点。

1. 把握阴阳互根理论

因肾阳虚发展到一定阶段每多损及肾阴，而肾阴虚者在一定条件下亦可伤及肾阳。因而，用药时既要突出重点，又要予以兼顾，以便补阳不伤阴，滋阴不伤阳。

2. 注意通补

补肾药物，大多滋腻，易滞气血，故常辅以行气活血之品，使补而不滞；再则经闭日久，非相反相成、通补并用或通补间用不能取效。在用补肾药物时，可参照基础体温曲线进行药量调整。如基础体温高温相上升迟缓，或高温相持续日期较短，需重用或加用补肾阳之品。但也有个别患者补肾阳后高温相上升并不理想，改投以活血通经之剂反而显效，且高温相持续时间延长。

3. 补肾为主，兼顾肝脾

奇经八脉隶属下焦肝肾，肾藏精，肝藏血，精血互生，乙癸同源。肝肾亏损则冲任无以附丽，血海空虚，故致闭经。再则女子以肝为先天，肝主疏泄，疏肝和血，亦有利于气血疏通。补肝血宜用当归、白芍；调肝气则常用香附。肝肾同病者常见初潮较迟，经量偏少，色红或淡红，始则周期后延，继成闭经，多伴有头晕耳鸣、腰酸腿软、食纳减少等症状。妇科检查子宫常较小。其治疗以补益肝肾为主，兼以活血调经。常用药为紫河车、菟丝子、女贞子、枸杞子、山萸肉、何首乌、当归，白芍、制香附、益母草等。

脾胃为后天之本，气血生化之源，冲脉亦隶属于阳明。脾胃伤则不能养肝肾、育奇经。冲任无资，血海遂枯，则月事不行。故脾肾同治亦为治疗本病的一个重要方面。脾肾同病者，多表现为经闭时间较长，形体肥胖，或有浮肿，胸胁满闷，恶心痰多，神疲倦怠，怕冷，头晕目眩，腰背酸痛，性欲淡漠。妇科检查示子宫小或后倾。其治疗以温肾补脾为主，佐以祛痰活血。常用药为鹿角霜、白术、生黄芪、枳壳、当归、川芎、香附、半夏、昆布、益母草等。

二、典型医案

1. 医案一

王某，女，35岁，已婚。初诊日期1981年12月28日。

患者闭经2年。1978年下半年起月经紊乱，每月两行或2～3月一行，经量减少，色暗，夹小血块，3～4天净。1979年1月后，月经2～4个月一行，量更少，色褐，2天即净，伴经期乳房胀痛，性急易怒。1979年12月起闭经，服中药十余剂未效。1980年9月起用西药做人工周期，行经3次，量少，停药后，月经仍不来潮。患者初潮14岁，周期正常。孕3次，正产1次，人工流产1次，自然流产1次，末次怀孕于4年前。未服过避孕药。

查体：T36.4℃，血压正常。外阴、阴道（-），宫体后位，较小，质及活动度正常。1981年10月外院做蝶鞍摄片，未发现异常。

患者末次人工月经为1980年11月2日。症见形体瘦弱，怕冷，面色皖白，头晕失眠，心悸气短，纳差便溏，晨起面浮，入夜足肿，无白带，偶有齿衄，苔薄白，质略淡，脉滑无力。基础体温为单相。诊断为肝肾不足闭经（继发性闭经）。治宜补益肝肾，佐以活血通经。药用紫河车、山萸肉、当归、制香附各10g，菟丝子、女贞子、枸杞子、何首乌、山药各20g，砂仁3g，益母草15g。服上方两月余，见少腹胀、有少量白带，但基础体温未见上升。治以前法加补肾之品，原方去女贞子，加仙灵脾、仙茅各10g。十余剂后，基础体温上升至36.6℃，白带增多，改以活血通经剂助之。药用当归20g，川芎、仙灵脾、益母草各15g，肉桂心6g，桃仁、红花、䗪虫、生牛膝各10g，10剂。

复诊，基础体温上升至36.9℃，白带反见减少。精血复而未充，仍应补虚。予补肾养肝、活血通经方。

十余剂后复查，高温相持续10天，改用活血通经法。4月26日月经来潮，量色正常，行经5天，诸症亦除。经后，上述两方交替服用，即经前通，经后补，以补为主，以巩固疗效。启用12月23日方加川芎、茺蔚子制丸常服，至10月经行恢复正常。

2. 医案二

孙某，女，32岁，已婚。病历号：14562。初诊日期1979

年6月10日。

患者闭经4年。1975年1月正常产后，哺乳2个月，后行经4个月，末次月经为1975年6月5日。

初潮18岁，周期为40～90天，量中等，无痛经，3～5天而净。22岁时，周期正常。25岁结婚，孕2次，人工流产1次，正产1次，无产后出血过多史。

查体：T35.5℃，BP120/50mmHg，R60 次/分。基础体温单相型。子宫较小，质正常，活动可，双侧附件（-）。1979年2月在外院做蝶鞍摄片，未见异常。症见形体肥胖，胸闷纳差，心慌气短，头晕，全身乏力，阴道分泌物很少，舌胖，苔薄白，脉濡细而迟。诊为脾肾阳虚闭经（继发性闭经）。治宜温补脾肾，祛痰利湿，调畅气血。药用鹿角霜、生黄芪、当归、枳壳、益母草各20g，白术30g，川芎12g，香附10g，半夏、昆布各15g。

服药一月余，体重渐减，心慌气短等症明显改善，原方续进。9月6日，月经来潮，量少色褐，3天而净。继用参茸卫生丸，早晚各服1丸；五子衍宗丸，每日中午1丸，治疗4个月，经行如常，基础体温示双相型。妇科检查示子宫已恢复正常大小。嘱继服前药2个月，以巩固疗效。

三、小结

1. 强调闭经治肾，并注重冲任二脉调治

盖因冲为血海，任主胞胎，任脉气通，冲脉血盛则月事正常。故方中突出对冲任药物的应用。如鹿角霜通督脉之气；枸杞、巴戟天壮冲任之气；当归、川芎、丹参、香附调冲任之气血。

2. 注意脏腑相关，即肾与肝、脾的关系

盖肾伤则天癸失常，脾伤则化源受损，肝伤则血海空虚，故需视证情而予兼顾。

3. 补肾为治闭经之治本大法，但也要注意出现的兼证

如气虚、血虚、脾虚、血瘀、气滞、痰湿等证候，治法上也应予以配合。实践证明，临床运用益气补血、行气活血、燥湿化痰、疏肝健脾之法，虽能暂收月经来潮之效，但因上述兼证往往是发病过程中的一个阶段或是一种诱发因素，故很少能形成月经周期。但运用补肾法，则不仅能使月经来潮，且能恢复月经周期。

4. 辨证中，宜从体质角度分析病因

体肥丰腴，肌肤柔白，多为痰湿（阳虚）之体；而形瘦色苍，面色憔悴，常是阴虚（精血亏损）之质，掌握此大要，有助认证施方。

痛经的辨证与治疗

月经疼痛是在经期前后或在行经期间发作，但大多于月经第 1 天、第 2 天出现，常为下腹部阵发性绞痛，有时也放射至阴道、肛门及腰骶部，可伴有恶心、呕吐、尿频、便秘或腹泻等症状，腹痛常持续数小时，偶有 1 ～ 2 天，当经血外流通畅后逐渐消失。疼痛剧烈时，面色苍白，手足发凉，出冷汗，甚至昏厥。亦有部分患者在月经前 1 ～ 2 天即有下腹部疼痛，接近月经或来潮时加剧。膜样痛经的患者则在第 3 ～ 4 天时疼痛最剧烈，膜状物排出后即消失。

痛经是妇女的常见病之一，已婚与未婚的妇女均可发生，未婚的以原发性为多，已婚的以继发性居多。原发性痛经以青年妇女更为多见，常发生在月经初潮或初潮后不久，往往结婚或生育后痛经缓解或消失。原发性痛经流血量不多，但每兼有血块或大片膜样组织。

痛经的辨证一般以经前腹痛属实，经后腹痛属虚；腹痛拒按属实，腹痛喜按属虚；喜暖属寒，恶热属热；绞痛、冷痛属寒，刺痛属热属瘀；胀甚于痛属气滞，痛甚于胀属血瘀。绕脐疼痛多属寒证。痛引两胁者多兼肝气郁滞，病及脘腹者多兼胃气不健。少腹两侧痛及下腹掣痛或胀坠隐痛多见于盆腔炎患者。痛而子宫内膜成块脱落为膜样痛经。腹痛呈渐进性，从经前数天发生小腹疼痛，逐渐加重，尤其是月经期第1天疼痛难忍，需注意子宫内膜异位。

引起本病的原因，大都系情志抑郁，精神紧张，恐惧，或过食生冷酸涩，感受寒冷，或素体虚弱，气血两亏，或子宫发育不良，或临经性交所致。剖宫手术后亦可以导致本病。总的说来，不外虚实两大类，但以实证较为多见，一般均由气滞、寒凝、血瘀致使经血不得畅流，排出困难所引起。

一、辨证治疗

本病大致可分气滞血瘀，寒湿凝滞，气血两亏，湿热蕴结4种证型。至于膜样痛经、子宫内膜异位、慢性盆腔炎等与上述病因基本相同，故不另立项目，而附录于以上各条内。

1. 气滞血瘀证

临床表现：经前或经潮时小腹疼痛，经血量少而不畅，色紫暗有瘀块，血块排出后则腹痛减轻；精神紧张，恐惧；经前可出现乳房胀痛或下腹坠胀不适；舌质正常或紫暗，脉沉细或沉涩。

病因病机：临经精神紧张，肝郁气滞，血行受阻；或子宫过度后倾，宫颈狭小，经血排出困难；或经血凝结成块，不易排出；或整块子宫内膜阻于子宫口，不通则痛。

治法：活血理气。

处方：当归 10g　川芎 10g　生蒲黄 10g　生五灵脂 10g　枳壳 10g　制香附 10g　益母草 15g

上方以活血理气为主，如子宫后倾加生艾叶 5g；宫颈狭小加柞木枝 15g；子宫内膜异位加血竭 3g　三七粉 3g；膜样痛经加丹参 20g，䗪虫 10g；夹寒加肉桂心 5g；体弱加党参 15g。

2. 寒湿凝滞证

临床表现：经前或经行时小腹冷痛或绞痛，喜暖喜按，得热较舒，畏寒肢冷，月经量少而不畅，色不鲜或似黑豆汁，或淡，夹有瘀块，舌苔薄白或白腻，脉沉细或沉迟。

病因病机：平素及临经过食生冷冰块等，经行期间淋雨涉水、游泳及冷水洗足，胞宫经血流通不畅，阻滞作痛。

治法：温经散寒。

处方：肉桂 5g　吴茱萸 3g　当归 10g　川芎 10g　白芍 10g　香附 10g　甘草 3g　生艾叶 3g　党参 10g

上方以温经为主，如腹痛甚可加三七粉 3g；畏寒肢冷严重者加干姜 5g；便溏加炮姜 3g。

3. 气血两亏证

临床表现：经行或经后小腹绵绵作痛，有下坠感，喜按喜暖，月经量少、色淡，面色苍白或萎黄，腰酸腿软，或腰部酸胀不适，舌淡苔薄，脉细弱。

病因病机：素体虚弱，气血两亏，经后血海空虚，胞脉失养，或营养不良，子宫发育欠佳，或因神经质性格，痛感过敏，腹痛不随经净而缓解，有时反因血去而腹痛加剧。

治法：益气养血。

处方：党参 20g　白术 10g　茯苓 10g　当归 10g　白芍 15g　熟地 10g　川芎 5g　肉桂 3g　香附 10g　甘草 3g

上方以和血养血为主，如腰酸或腰胀甚者用白术 50g，虚甚恶寒者加鹿茸粉 1g。

4. 湿热蕴结证

临床表现：平日小腹疼痛与腰骶部酸痛，白带多，月经前后疼痛加剧。月经量增多或经期延长，色紫有块，或有低热，苔薄黄，舌红，脉细滑或弦滑。

病因病机：房事不洁或产后感染，热结胞脉，蕴久生湿，致盆腔瘀血，经血流通不畅，导致痛经。

治法：行气活血，清热利湿。

处方：柴胡 10g　枳实 10g　赤芍 10g　生甘草 3g　丹参 30g　三七粉 2g　龙葵 25g

上方以理气活血为主，如便秘加芦荟 3g；尿热加黄柏 10g．月经量多加阿胶 10g。

以上各证方药于经前 3 ～ 5 天开始服用至经期，每日 1 剂，日服 2 次，连服 2 ～ 4 个周期。

痛经的症因脉治，历代医家叙述较详，根据月经的期、量、色、质，参合舌、脉及疼痛时间和性质，区分寒、热、虚、实常不困难。但临床上并非一成不变，试举经前痛属实、经后痛属虚为例：经前腹痛系经血排出困难，瘀血未下，不通则痛，待经血排出后，疼痛即减，是为实证。然有个别病例，经量虽多，依然腹痛，有时下瘀块后痛势略缓，少顷又剧，反复发作，甚至经血愈多腹痛愈甚，从症状看似痛在经血排出以后，但不能作经后痛属虚论，此症系宿瘀内结，随化随下，经血虽畅，瘀仍未清，是以经血虽下，疼痛不减，在治法上即使经血量多，仍当活血化瘀，从实论治，药后不但痛势缓解，经量亦可相应减少。如按对症治疗，用止血镇痛剂，则宿瘀未消，非但不能止痛，相反在出血方面也越止越多，是形似通而实不通也。这是痛在经后属实的异常辨证之一。

腹痛喜按属虚，拒按属实，也不尽然。不少病例，尽管经血不畅，里有瘀滞，往往腹痛喜按。盖痛而拒按，大都系瘀滞重证，如腹部胀硬，甚至灼热，一触即痛等。一般经行不畅，虽也有瘀，但不一定拒按，相反喜按喜温，喜按可促使瘀血排出，血得热则流畅，通则不痛。因此辨别虚实，不能一概以喜按、拒按定论，可根据经血排出后或血块排出后腹痛是否减轻以分虚实。此外有素体怯弱，气虚无力推动血行，致经来不畅，血滞作痛而拒按，是属夹虚夹实的证型。更有极个别患者，同时出现既喜按又拒按的现象。这种病例可分为两种情况：一种是轻按觉舒，重按即痛，多属夹寒夹瘀，寒轻瘀重；另一种轻按则痛，重按反舒，多属兼瘀兼虚，瘀少虚甚。

在临床上本病常虚实并兼，纯虚者少。不像文献中所述的症状典型，容易辨证。如某些病例，平素体质虚弱，因经行期间，心情不快，或受冷风，致气滞寒凝，血行不畅，导致痛经。如瘀血未下之前腹痛较剧，既下之后绵绵作痛，此种情况即同时包括虚实两个方面：剧痛时属血瘀实痛，隐痛时属血虚虚痛，故经行时应活血通经，从实论治，经血畅通之后，需养血益气，按虚证处理。同一病例，经前经后治法迥异。

方书皆谓患者面色紫暗，目眶暗黑，舌色紫暗，舌边有青紫色瘀点或瘀斑，脉涩，属有瘀之象。但大多数血瘀痛经患者并不出现上述症状。需根据月经的期、量、色、质及腹痛时间和性质，以别虚实。反之，如腹痛并不严重。但血量少而色黑亮，脉、舌、面色等出现以上征象者，是为有瘀，则当从脉、舌、面色的形态辨证，用活血化瘀法处理。这是对血瘀痛经运用四诊察色按脉与主症腹痛轻重不同等征象在辨证上有所取舍的一些情况。

血瘀痛经，方书记载都离不开涩脉，实际上涩脉并不多见。根据临床观察，经痛较甚时脉常呈弦象，甚至弦劲有力。在剧痛昏厥时脉反显细弱。此刻在辨证方面切勿因脉象细弱而误认为是虚证。虚痛多是隐痛，不致产生昏厥；剧痛多是实证，容易引起昏厥。虽然虚证也有腹痛较甚者，多系素体怯弱，痛感灵敏，对痛的忍受力差，但也不致产生昏厥症状。故切脉辨证，有时尚需灵活。

痛经常伴有其他各种全身症状，也是帮助诊断的重要旁证，但有些症状，不一定是病态。例如行经期间，部分患者常有屡欲大便之感，但大便依然成形，这是因临经之际，冲任充盈，刺激直肠而产生的感觉，属一般经期反应，并非病态。又如腹痛严重时，往往出现恶心呕吐，大都是由经滞不下，冲气不得下泻，反而上逆犯胃所致，一旦经血畅下，腹痛减轻，其吐即自然消失，这并非胃腑本身有病，故不能作为辨证的佐证，因此在治疗时也无同时兼顾的必要。这是参考伴随症状辨证时有所取舍的一些情况。

在治疗方面，有些伴随症状需与主症并治，以兼顾主症，增强对主症治疗的疗效。有些症状则不一定同时治疗，只要主症消失，伴随症状亦自然缓解。例如瘀滞化热的痛经患者，常伴有大便秘结和口干不欲饮等现象。对于便秘，可在活血通经时加用芦荟，芦荟除泄热通便外，兼可活血通经。这样配合，疗效更显。至于口干不欲饮，与一般热在气分的口渴不同，瘀滞化热系热在血分，故口虽干而不欲饮，待瘀化热除，主症治愈，口干就自然消失，故处方时无须兼顾口干。

精神因素在原发痛经中亦起一定作用，特别是有神经质性的人，或对月经生理缺乏认识的人，她们在临经之际，表现为过度的焦虑、紧张和恐惧，致使经血流通不畅，造成经血潴留，从而引起痛经。这类患者，如能给予心理治疗，进行适当解释，消除顾虑，再辅以药物治疗，常能获得满意的疗效。

二、典型医案

张芳，女性，30 岁。国际医疗门诊患者。2005 年 3 月 4 日初诊。病案号：503-112。

主诉：经行腹痛，带经期延长 1 年。

现病史：患者既往月经规则，$\frac{3\sim4天}{30天}$，量中，色红，无明显痛经。近一年来出现经行腹痛，痛经或发生在经前或者经后，无明显规律，但经前发作疼痛较剧，经后发作则绵绵作痛。经前疼痛呈中度，喜温喜按，无恶心呕吐，有时需服用止痛药物。带经期延长至 8 ～ 9 天干净。G_0。平时畏寒，无其他明显不适，饮食可，大小便正常。舌质暗淡，苔薄白，脉沉细。末次月经：2005 年 2 月 24 日。

查体：妇科检查无明显异常发现。B 超亦正常。

诊断：西医诊断：痛经。中医诊断：1. 痛经（寒凝血瘀）；2. 经期延长（气虚血瘀）。

治法：温经活血，散瘀止痛。

处方：温经汤加减。

党参 50g 当归 10g 川芎 10g 桃仁 10g 炮姜 10g 阿胶 10g（烊化） 甘草 10g 枳壳 15g 三七粉 3g（冲） 益母草 10g 7 剂

二诊 2005 年 3 月 11 日。服上方后未诉明显不适，饮食二便调，舌脉如前。继服上方加鹿角霜 10g，7 剂。

三诊 2005 年 3 月 18 日。患者现为经前，未诉明显下腹疼痛，仅偶尔觉腰酸，舌暗，脉细滑。现为经前期，宜通经活血。拟《金匮要略》瓜蒌根散治之：

桂枝 10g 桃仁 10g 天花粉 10g 白芍 10g 䗪虫 10g 甘草 10g 三七粉 3g（冲） 7 剂

四诊 2005 年 3 月 25 日。患者月经 3 月 20 日来潮，腹痛未作，偶有腰酸，今日月经基本干净。患者欣喜之情溢于言表，特来感谢许老。因患者要到国外定居，要求继续照方抓药。许老告诉患者可以继续服用二诊方一段时间。

按：该患者痛经为继发性，发病恐因平素体质虚弱，经期受风冷，致气滞寒凝，血行不畅，导致痛经。瘀血未下之前腹痛较剧，既下之后绵绵作痛，此种情况同时包括虚实两个方面：剧痛时属血瘀实痛，隐痛时属血虚虚痛，故经行时应活血通经，从实论治，经血畅通之后，需温养气血兼活血，按虚实夹杂证处理。同一病例，经前经后治法有一定差异，临证不可不慎。该患者因要到国外定居，实属遗憾，若能定时来调理，恐效果更佳。

绝经期综合征以肾统领，妙用经方

妇女一生中，从生育能力与性功能正常时期转入更年期，过渡至老年期，是一个必经的生理过程。这一过程的基本生理变化是冲任二脉的功能逐渐衰退，以至完全消失。主要表现为生育能力和性功能下降，月经稀发以至终止。这本是妇女正常的生理变化，但有些妇女由于素体差异及生活环境等影响，一时不能适应这些生理变化，使阴阳二气不平衡，脏腑气血不相协调，从而出现一系列症状。其突出的临床表现为阵发性颜面潮红、烘热、出汗，影响体力和工作，统称为绝经期综合征。

绝经期一般可分为绝经前期、绝经期和绝经后期。绝经前期即冲任功能开始衰退的时期，临床表现为月经周期逐渐延长且不规则，月经量由多趋向减少；绝经期的主要特征为月经停止；绝经后期是指月经停止后至冲任功能完全消失的时期。

由于冲任脉功能减退是一个逐渐发展的过程，并有个体差异，因此很难肯定绝经期开始的确切时间。一般来说，绝经前期开始于 45 岁左右，持续 2 ～ 4 年即进入绝经期；绝经后期一般持续 6 ～ 8 年，冲任功能日渐衰退，以至达到最低水平时，即为本期的终结。整个绝经期的持续时间因人而异，一般在 8 ～ 12 年。绝经期的症状亦因人而异，发病可早可晚，症状有轻有重，一般经过 1 ～ 5 年，症状逐渐消失。绝经后期终结后，冲任功能消失时，即为老年期的开始。

绝经期综合征的主要症状：

（1）月经的改变　妇女在绝经前期，月经周期开始紊乱。自冲任功能开始减退至月经完全停止，这段时间中月经的表现大致分为3种类型：①月经间歇期延长，带经期缩短，经血量减少，然后慢慢停止；②月经周期不规则，带经期延长，经血量增多，甚至阴道大出血，有时则淋漓不断，然后逐渐减少直至完全停止；③月经突然停止，以后不再来潮。前两种情况者约占90%。

（2）心血管症状（阴虚肝旺）烘热、多汗，这是更年期综合征患者的特有症状。患者感到胸部、颈项及脸部突然有一阵烘热，同时上述部位出现潮红，并伴有出汗。出汗后由于阳气外泄，常有畏寒感。有时单有烘热感而无潮红及出汗。烘热的发作，大多在下午、黄昏或夜间。

高血压：更年期高血压的特点为收缩压升高且波动较明显，波动时常伴有面部潮红、心悸、心慌、心前区不适感。

（3）精神、神经症状（血虚肝郁）忧虑、惊恐、抑郁或哭笑无常，烦躁易怒多梦，记忆力减退，精神不集中。

（4）骨、关节症状（肾虚血亏）关节游走性疼痛，腰背酸痛。

（5）其他（脾胃不健）食欲减退，腹胀，便秘或腹泻，浮肿。

一、肾虚为本，从肾统领辨证，灵活加减

许老认为人体的自然盛衰过程由肾气所主，肾气为五脏六腑之本，也是维持阴阳之根本。“五脏之阴气非此不能滋，五脏之阳气非此不能发。”（《景岳全书·命门余义》）肾主生殖，对“精髓、骨、脑、齿、腰脊、前后二阴、髀股、足跟、足心所生病”（《医方类聚》）均有影响。冲任

功能衰退是引起绝经期脏腑功能失调的主要因素。这个时期妇女的肾气逐渐虚衰，天癸和冲任的功能逐渐降低，人体的阴阳平衡状况发生变化，脏腑的功能失调，特别是肾、肝、脾、心的功能变化，因而产生一系列不同程度的综合症状，即在此年龄阶段或早或迟地出现某些与肾生理变化有关的现象，如月经紊乱至绝止、颜面憔悴、头发开始斑白、牙齿易碎裂、易倦怠乏力、健忘少寐、情绪易波动等，健康的身体常可自身调节逐渐适应，但有的妇女则易受到内外因素的影响，以致肾的阴阳失衡，或为肾阴虚，或为肾阳虚，或阴阳两虚。

此症状的发生及其轻重程度，除与冲任功能状态有密切关系外，还与个体体质、健康状况、社会环境、精神因素以及脏腑功能等密切相关。更年期综合征主要起源于脾肾气衰：冲任亏损，人体调节阴阳平衡的功能减退，致使脏腑功能失调，出现肾阴不足或肾阳不足以及脾胃不健等情况。因此治宜补益脾肾、调理冲任、平衡阴阳为主，但亦应注重症状的治疗。体质弱或肾、肝、脾功能不健者，症状大多表现较为明显。

临床上，多将本病分为4个证型施治。

1. 肾阴虚证

月经周期紊乱，经量时多时少，烘热或面红，出汗，烦躁，易激动，头晕或头痛，眼花，失眠，血压不稳定，有时会出现皮肤蚁走感，舌苔薄少，舌质偏红，脉大多细滑，有时表现为细数（多在心悸时）。治宜滋养肾阴，兼顾肾阳。方用二仙汤加减：

仙灵脾 10g　仙茅 10g　盐知柏各 10g　当归 10g　生白芍 10g　百合 15g　生地 10g　莲子芯 5g

本方对更年期综合征的阴虚证患者大多数疗效良好。烘热、失眠可得以控制，血压偏高可转变为正常血压，月经不规则亦可变为规则周期的正常月经。烦躁、激动亦可使之消失或减轻，并有助于加强性欲及产生欣快感。

头晕甚者可加用葛根 10g，川芎 10g；经量过多者可加用三七粉 3g（分冲）；大便干结者可加用芦荟 1.5g，浮肿者可加用益母草 30g。

上药每日 1 剂，水煎服。若疗效较好者，可改为隔日 1 剂。治疗 2 个月后，大多数能取得满意疗效。

2. 肾阳虚证

本证型临床较为少见。临床表现为间歇性闭经，经量减少，面色晦暗或浮白，腰酸背痛，肌肉疼或关节痛，大便时溏时干，纳差脘胀，足胫部浮肿，晨起面部浮肿较明显，舌淡胖，脉细弱。治宜温肾扶脾，兼护肾阴。方用二仙汤加味：

仙灵脾 10g　仙茅 10g　巴戟肉 10g　盐知柏各 10g　当归 10g　白术 30g　泽泻 15g　葫芦巴 10g　谷、麦芽各 15g

本方对便溏、纳差、浮肿等症状有明显疗效，可减轻腰背酸痛及肌痛，并有改善精神状态的作用。腹胀者可加用砂仁 5g，舌苔腻者可加用石菖蒲 10g，失眠者可加用交泰丸 5g（包煎）。上药每日 1 剂，水煎服。用药时间视疗效而定。

3. 脾胃虚证

食欲不振，纳呆胃胀，四肢倦怠无力，嗳气，大便不爽或秘结，舌质淡，舌光无苔，脉细弱。治宜补脾健胃。方用参橘煎加味：

太子参 15g　橘叶 15g　半夏 10g　砂仁 5g　石菖蒲

10g　谷、麦芽各 15g　当归 10g

本方有提高胃肠功能与改善营养状况的作用，可长期服用。

4. 其他兼症

临床上有的患者肾阴虚、肾阳虚与脾胃虚的症状不明显，而表现为某些症状突出者，可先治其他症状。

①精神抑郁、悲伤欲哭者，可用逍遥散合甘麦大枣汤加味。本方对情绪不稳定、哭笑无常、易怒等症，可使之消失或减轻。每日 1 剂，水煎服，待症状缓解后即应停药。处方如下：

柴胡 10g　当归 10g　白芍 10g　白术 10g　茯苓 10g　甘草 10g　小麦 20g　丹参 15g　桃仁 10g　薄荷 5g　生姜 10g　大枣 10 枚

②恐惧不安者，可用柴胡桂枝龙骨牡蛎汤加减。本方有降低血压，消除心前区不适感的作用。每日 1 剂，水煎服，而后根据病情适时调整剂量或停药。处方如下：

柴胡 10g　龙骨 15g　牡蛎 20g　桂枝 10g　白芍 15g　甘草 5g　枳实 15g　磁石 20g　当归 10g　茯苓 20g

③血压高者，可用下方：

丹参 15g　黄精 15g　延胡索 10g　葛根 10g　川芎 10g　益母草 30g

本方有降低血压，消除心前区不适感的作用。每日 1 剂，水煎服，而后根据病情适时调整剂量或停药。

二、见微知著，妙用经方，辨病分阶段论治

绝经期综合征患者症状繁杂，但常可见到患者反复倾诉某症为著，或曰失眠，或曰心烦，或曰出汗，不一而足，遇

此种病患，治疗之初不能拘泥于阴虚阳虚之本，解决其主要问题是为要务。此种情况下，许老认为，肾虚仍为本。因脏腑之间联系密切，且患者体质不同，则有或肝、或脾、或心等脏器气血失调，从而表现为临床以某一脏或某些脏之间失去协调，最终导致患者各种突出的临证表现。每当此时，许老善用经方的特点则大显神威。如失眠一症，可根据不同的情况采用栀子豉汤、温胆汤、酸枣仁汤、桂枝龙骨牡蛎汤等；出汗则可用生脉散、桂枝汤、黄芪桂枝五物汤、桂枝龙骨牡蛎汤等。一旦主症缓解，则辨证论治，从肾阴肾阳之本出发，按照调补肾中阴阳的不同原则，缓缓图之，帮助围绝经期妇女平稳过渡。

三、注重心理调适，建立良好的医患关系

许老认为断经前后诸症的发病中，心理因素在发病、治疗和预后中有非常重要的作用。“医者，仁术也！”是许老崇高医德的体现。他在繁忙的日常诊疗工作中，对围绝经期的患者总是态度温和，耐心地倾听患者的叙说，从中抓住主要矛盾，对症下药，并劝说患者尽量放松心情，不要胡思乱想。由于有出色的疗效，患者非常满意，对许老充满了信任，倾诉了许多甚至不愿意对家人诉说的隐私。建立良性循环的医患关系，也是保证治疗绝经期综合征时患者取得最终疗效的有效措施。

最后，应该加强卫生宣传教育，使更年期综合征患者认识到更年期是一个生理过程，消除对更年期的顾虑及精神负担。更年期时注意劳逸结合，保持心情舒畅，避免急躁、忧郁等情绪。生活要有规律，适当限制脂类及糖类物质摄入。如能坚持气功、太极拳等运动，对治疗更年期综合征大有

裨益。

四、典型医案

李某，女，47岁，门诊简易病历，2004年12月31日初诊。

主诉：烘热、出汗、心烦2年，加重2个月。

现病史：既往月经规律，$\frac{7天}{28\sim31天}$，痛经明显，末次月经2003年9月4日。患者1976年因子宫腺肌症、子宫内膜异位症用内美通治疗，1997—1999年曾3次行试管婴儿手术，均未成功，未曾生育。最近体检B超无明显异常，心血管检查正常。患者现时感烘热，汗出，心烦易怒，头晕，睡眠尚可，畏寒怕冷，腰酸困，舌质淡暗，脉沉细。

诊断：西医诊断：绝经期综合征；中医诊断：绝经前后诸症（脾肾阳虚）。

治法：温肾扶阳，兼护肾阴。

处方：巴戟肉10g　仙灵脾10g　盐知柏各10g　当归20g　白芍10g　熟地20g　山萸肉10g　紫河车10g　合欢皮10g　益母草20g　旱莲草10g　7剂

上方为主方，根据病情变化略加减1～2味药物，患者共坚持服药治疗3个月，终述诸症渐缓。

按：此患者病为绝经期综合征，故以二仙汤合知柏地黄丸抑制卵巢功能，补肾阳，降相火，缓缓服用而收功。

从肾论治先兆流产

许老认为，肾为先天之本，元气之根，受孕的首要条件是肾气盛，正如《傅青主女科》所云：“夫妇人受妊，本于肾气之旺也。”《医学衷中参西录·治女科学》也云：“男女生育皆赖肾气作强，……肾旺自能萌胎也。”其次，胚胎既然来源于妇精母血，并种植在母体胞宫之内，胞宫无论从经络上，还是功能上，都与肾有密切的联系，如《素问·奇病论》云：“胞络者，系于肾。”再者，任主胞胎，任脉禀受脏腑精血，与冲脉相资，得督脉配阳，乃能通盛，任承载的阴血、津液以养胞胎。因此，胞胎的维系、妊养首先责之于肾气的盛衰，肾气盛，任脉亦盛，胞宫充盈，胞胎得养，胎儿乃成。因此先兆流产病因主要在肾。若母体肾气亏虚，冲任失固，则胎失所养，胎动不安；若先天肾精不旺，则胎元不健，胎萎不长，而致流产。故治疗应补肾养血，固冲安胎，以寿胎丸加味。在补肾基础上，加入党参、山药、莲子等药物更加能够使全方补气生血，养胎固胎之功更盛。寿胎丸出自《医学衷中参西录》，它由菟丝子、桑寄生、川断、阿胶4味药组成。方中菟丝子补肾气，桑寄生、川断固冲任，阿胶补血止血，共奏补肾养血、固冲安胎之功。许老在临床实践中体会到，寿胎丸的适应证首先着重于“肾虚”，其次是“血虚”，临床特点是以先兆流产、腰酸、出血为主。但先兆流产除与肾虚密切相关外，与脾虚亦密切关系。脾为气血生化之源，胞胎赖血营养，若脾虚化源不足，胎失所养，亦可导致流产。故许老十多年来常用本方加党参、山药补脾益气，并加白芍、甘草缓急止痛，广泛应用于治疗各种先兆流产，尤其治疗习惯性流产，取得较满意的疗效。

一、临证体会

1. 初潮年龄越早，治愈率越高

许老曾经采用上述方药治疗160例先兆流产患者，结果发现：127例治愈的患者初潮年龄均低于15岁，33例治疗失败的患者初潮年龄均在16岁以上。由此可见，凡是初潮年龄较早的人，由于肾气充足，冲任功能健全，内生殖器发育完善，保胎成功率就高；反之，初潮年龄较迟的人，由于肾气不足，冲任功能不全，或内生殖器发育欠佳，保胎成功率就低。这些结果与《内经·上古天真论》中“女子二七天癸至，任脉通，太冲脉盛，月事以时下，故有子”的论述是相符的。

2. 体温下降，多为流产之先兆

160例保胎患者，体温平均为36.92℃。其中33例保胎未成功的患者，体温平均为36.90℃，低于平均值。而保胎成功的127例患者体温平均为37℃。这说明高体温组卵巢功能比较健全，孕激素尚充足，所以成功率高。而低体温组则表示卵巢黄体功能不全，孕激素不足，难以维持孕卵的种植和早期发育。有些患者在入院时体温（多在36.8℃～36.9℃）尚好，继而逐日下降至36.4℃，这类患者虽出血不多，无腰酸腹痛，但最终还是因胎萎不长，死于宫内，致使保胎失败。

此外，体温偏高的患者，每多表现为头晕、脉搏滑数等阴虚血热的征象；体温偏低的患者，往往表现为舌淡苔白、脉细滑无力以及尿频、小腹坠胀等脾肾虚寒症状，其临床疗效相对较差。这是因为肾为冲任之本，脾为气血生化之源，胎赖血濡养，更赖肾固护，所以保胎均以补肾健脾为主。

3. 患者服药必须7剂以上，疗效才能巩固

160例先兆流产患者，住院期间平均服药17剂，最少7剂，最多45剂。127例成功患者服药均在7剂以上，这说明服药必须连续1周以上，其疗效才能巩固，成功率才能提高。

另外，据临床观察，疗效与疗程长短并无明显关系，而与出血时间的长短有一定关系，出血次数越多，疗效越差。

4. 患者及时治疗，注意休息，亦是提高治愈率的一个主要方面

从治愈情况可以看出，G_5P_0患者的保胎成功率最高，占100%，G_2P_0、G_3P_0、G_4P_0患者的保胎成功率也在80%～90%以上。其成功率之所以高，这可能与流产次数大于1次之后，孕妇对保胎治疗极为重视，能及时就诊住院，积极配合治疗有关。而G_1P_0的患者往往满不在乎，住院时间较晚，有的胎儿已停止发育才住院保胎，还有的不按时服药，且下床活动较多，这就增加了失败的因素。

5. 运用现代医学手段协助诊断，补充四诊的不足

住院患者大部分都做了超声检查，最早35天，最晚86天，平均70天。凡保胎成功者均可测得胎心，如超过75天仍未测及胎心与胎动者，则应考虑胎儿停止发育，应做人工流产以缩短疗程。

二、典型医案

1. 医案一

刘某，女，34岁，工人。病历号：51259。

患者自然流产4次，此次为第5次妊娠，于1983年5月29日入院。末次月经为1983年4月23日，既往月经规律，现停经36天。感腰酸，小腹坠痛，伴有少量阴道出血，查尿妊娠试验阳性，体温36.9℃，脉搏细滑无力。早孕反应不明显。住院后服中药每日1剂，1周后阴道出血停止，并出现早孕反应，尿妊娠试验阳性，体温在37℃～37.3℃，脉搏细滑有力。9周后超声检查提示：子宫前后径6cm，羊水液平2cm。11周超声检查示子宫增大，7cm×5cm×5cm，胎囊1.5cm，当时疑为胎儿停止发育，但患者仍有妊娠反应，乃继续服中药保胎。至妊娠3个月时，多普勒听到胎心154次/分，痊愈出院。足月产一男婴。

2. 医案二

矫某，女，33岁，2004年10月15日初诊。

主诉：停经56天，下腹坠痛，伴阴道少量出血近1天。

现病史：既往月经规则，$16\frac{5\sim7天}{28\sim31天}$，量中，LMP：2004年8月20日。9月底查尿绒毛膜促性腺激素（HCG）阳性，血HCG 10000IU/mL。10月12日B超示：宫内早孕，活胎。今日晨起无明显诱因出现下腹坠痛，伴阴道少量出血，色淡红。停经40天时偶有轻度恶心呕吐等妊娠反应。刻下症：停经56天，下腹坠痛，伴阴道少量出血近1天，阴道出血色淡红，时恶心呕吐，饮食不多，大小便正常，舌质暗，苔薄白，脉沉细略滑。

月经婚育史：月经16 $\frac{5\sim7天}{28\sim31天}$，量中，色红，痛经（-），LMP：2004年8月20日，PMP：2004年7月19日。26岁结婚，配偶年长1岁，体健，性生活正常，否认性病史。2000年怀孕3个月自然流产，2002年1月因胎停育行清宫术，2002年7月孕35天自然流产。此后工具避孕。G_4P_0，3次自然流产史。

查体：月经垫上见少量色红出血，因胎儿宝贵，内诊暂不查。

实验室检查：9月底查尿HCG（+），血HCG 10000IU/mL。B超（10月12日中日友好医院）：宫内早孕，活胎。

诊断：西医诊断：1. 先兆流产；2. 宫内早孕（孕8周）；3. 习惯性流产。中医诊断：1. 胎动不安（肾虚不固）；2. 滑胎（肾气不足）。

治法：补肾固冲，养血止痛。

处方：寿胎丸加味。

菟丝子50g　桑寄生10g　阿胶珠10g　甘草6g　砂仁3g　白芍10g　竹茹10g　川断10g　陈皮10g　8剂

二诊　2004年10月21日。患者孕62天，已无阴道出血，下腹痛偶发，食后自觉恶心，无呕吐，饮食正常，大小便正常，舌质暗，苔薄白，脉沉细略滑。患者下腹痛仍为肾虚之象，可继续补肾固冲治疗，加大白芍用量，并配合甘草，拟芍药甘草汤意以缓急止痛。处方如下：

菟丝子50g　桑寄生10g　阿胶珠10g　甘草6g　砂仁3g　白芍30g　竹茹10g　川断10g　陈皮10g　4剂

三诊　2004年10月28日。患者孕69天，无阴道出血，偶有下腹痛，活动后加重。食后自觉恶心、呕吐，仍考虑为早孕反应，饮食可，大小便正常，舌质正常，脉细滑。患者情况稳定，偶有下腹痛，可在原方基础上加鹿茸粉以补肾固冲。处方如下：

菟丝子 50g　桑寄生 10g　阿胶珠 10g　甘草 6g　砂仁 3g　白芍 30g　竹茹 10g　川断 10g　陈皮 I0g　鹿茸粉 2g　7 剂

四诊　2004 年 11 月 4 日。患者孕 76 天，无阴道出血，偶有腰酸，下腹痛，食后恶心，呕吐较前减轻，考虑早孕反应。饮食可，大小便正常脉细滑。效不更方。

服上方至孕 12 周停药，2005 年 9 月正常分娩一男婴。

按：此例患者“停经 56 天，下腹坠痛，伴阴道少量出血近 1 天”，中医诊断为“胎动不安”。患者曾经行清宫术，损伤肾气及胞宫气血，导致肾气不足，冲任失固，故妊娠后胎元无以维系，导致胎屡孕屡堕，此次则胎动不安，阴道下血，下腹部隐痛，腰酸。脉沉细为肾气不足之象，舍舌从症。纵观脉症，病位在冲任胞脉，病性属虚，证属肾虚冲任失固。治疗从肾论治，选用经典中药方寿胎丸补肾固冲加砂仁、陈皮、竹茹降冲逆之气，待血止后加大芍药用量，与甘草组成著名的芍药甘草汤止痛，痛止后则加鹿茸粉等血肉有情、补肾之品善后。

慢性盆腔炎不是“炎”

一、慢性盆腔炎的西医病理概念及其中医诊治存在的主要问题

盆腔炎是盆腔内生殖器官及盆腔周围结缔组织以及盆

腔腹膜等炎症性病变的总称。而其中的慢性盆腔炎是妇科的常见病、多发病。据报道，因下腹及腰痛就诊者约占妇科门诊人数的 1/4，其中大部分是慢性盆腔炎患者。国外统计资料表明，15 ～ 19 岁妇女中有 3% 的人患有急性或慢性盆腔炎，30 ～ 34 岁妇女的发病率为 14%。本病的临床表现主要是长期反复发作的下腹部或腰骶部疼痛、白带增多、月经失调和痛经等，相当一部分患者因本病导致输卵管堵塞而不孕。此外，文献报道，妇科炎症是异位妊娠发生率明显升高的直接原因。因此本病严重地影响了广大妇女的工作和生活质量。在西医学的概念上，所谓的慢性盆腔炎的“炎性”病理改变会呈现组织充血、水肿，纤维组织增生、增厚和粘连等，此时患病部位多无病原体的繁殖和活动，此时的治疗对抗生素不敏感。由于慢性盆腔炎病程日久，迁延难愈，且常反复发作，可导致患者神经衰弱，精神抑郁，影响其工作和日常生活。西医采用理疗的方法治疗慢性盆腔炎只能暂时缓解症状，往往在劳累、经期、性生活或生气后又复发，故目前西医尚无理想疗法。许老认为中医药治疗存在的比较突出的问题有两点，其一在治法上，目前清热解毒中药为大法治疗慢性盆腔炎并不是非常符合中医诊治该病的精神；其二市场上非常多的非处方中成药物，也是拟用清热解毒药组方，如此，久则必因清热解毒药的长期运用带来负效应，对中医诊治该病造成很坏的影响。因此深入研究和探讨中医药治疗慢性盆腔炎的病因病机，对于切实提高疗效具有重要的现实意义，而对于慢性盆腔炎之“炎”字的中医探讨，对中医临床诊治该病形成良好的思维模式有非常积极的意义。

二、慢性盆腔炎不是“炎”，瘀血阻滞冲任为其主要病机

急、慢性炎症治法不同。凡急性炎症，大家的习惯思维多用清热解毒药，如典型代表方剂五味消毒饮以金银花、蒲公英、紫花地丁、生地、生甘草等药物清热解毒为主治疗。但是对于慢性炎症，也存在着许多中医大夫一听有“炎”字，则习惯性地在处方中加入清热解毒药物，以为“炎”即中医的“毒”。殊不知，实际上患慢性炎症的患者多数存在阳气不足，无力伐邪，也就是说存在人体修补恢复功能不足的客观情况。此时，若一味清热解毒，则邪不去而真元愈伤，反而助邪，导致药到病不除的情况。在此问题上，许老有独到的认识，即慢性盆腔炎在辨病的基础上，仔细辨证最为要务，而不是一味的清热解毒才能治疗炎症。只有这样对症下药，慢性炎症才能迎刃而解，取得显著疗效。

许老认为，盆腔炎多为经期、产后或盆腔手术后调摄不当，气血失调，不慎感染湿热邪毒，热入血室，瘀阻冲任引起。根据不同的临床表现可分为急性与慢性两种。急性盆腔炎中医辨证为冲任瘀热证，治以清热解毒利湿、理气活血通络为主，药用柴胡、枳实、赤芍、甘草、连翘、蒲公英、白花蛇舌草、牡丹皮、桃仁、红花、土茯苓等。如有包块，加三棱、莪术；痛甚加血竭；带下量多，加黄柏、萆薢。急性炎症的治疗确实需要考虑“炎”及“毒”的存在。而慢性盆腔炎则不然，其发生及其病机需要更细微地认识和思考。慢性盆腔炎的发生，多由于患者宫腔手术后病菌上行感染，治疗不及时或不彻底所致。疼痛症状为主要临床表现，如下腹疼痛、腰骶疼痛、痛经等，妇科

检查则往往发现宫体固定或触痛，附件增粗或厚且触痛，甚至形成盆腔包块（癥瘕）。中医虽无慢性盆腔炎的病名记载，但在“妇人腹痛”“痛经”“带下”“癥瘕”等病证中多有论述。其病机，细究应该考虑如下：女性胞宫、胞脉等重要脏器位于人体下焦，冲任督带通过经脉与五脏六腑相联系，以获取精微营养，借以完成胞宫、胞脉的孕育活动。当病邪经阴户侵袭并蕴遏于胞宫、胞脉时，势必使胞脉之气血运行受阻，进而瘀滞不通，最终导致“瘀血”的产生。“不通则痛”，发为痛证这一主要症候。瘀血一方面是病理产物，另一方面也是导致慢性盆腔炎下腹疼痛诸症发生的重要发病机制。综观慢性盆腔炎的临床表现，除气血运行受阻，不通或不畅而导致的小腹、少腹等冲任经脉循行部位的疼痛外，还可有冲任脉之重要功能失调的表现，如月经不调、婚久不孕，甚则异位妊娠等。从现代解剖学来看，女性盆腔内 2 ～ 3 条静脉伴随一条同名动脉循行，大静脉干之间有较大的吻合支形成众多静脉丛，且生殖系统的静脉丛又与膀胱、直肠的静脉丛相通。这种丰富复杂的循环特点是盆腔器官完成其功能所必备的结构，同时也为盆腔“瘀血”的形成提供了病理条件，尤其当盆腔感染发生时，盆腔组织充血水肿，盆腔静脉血流更加缓慢，最终导致瘀滞的产生。有相当多的中医药研究提示：盆腔炎患者存在不同程度的血液流变学改变，即血液处于浓、黏、滞、凝的状态。所以，无论是运用中医理论对本病的发生与发展所作出的病机分析，还是根据现代医学生理病理知识进行研究，“瘀血阻滞冲任胞脉”都是慢性盆腔炎的重要中医病机。此时的“毒”则退居到次要甚至不存在的地位。

三、辨证论治是治疗慢性盆腔炎的根本

既然慢性盆腔炎以瘀血阻滞冲任为根本病机，那么“血实者宜决之”。故化瘀祛滞，消除冲任胞脉气血运行的阻碍，应是治疗本病始终遵循的基本法则。但许老认为，血属阴，赖气推动，故温药有助于推动血行，消散瘀血。也有相当多的中药药理研究显示：以温经活血化瘀药组方的中药治疗慢性盆腔炎的疗效优于对照组。因此，在确立了温经活血化瘀为本证治疗的“主要法则”后，许老认为应遵循中医辨证施治的理论，依据患者病程之长短久暂、体质之虚实强弱、所感病邪之寒热盛衰，相应地在温化瘀血的基础上运用理气、祛湿、益气、养血或佐以清热等法，使遭致破坏的生理功能得以恢复，最终恢复“阴平阳秘”的生理状态。因此，慢性盆腔炎既不是单纯的“解毒”，也不是简单的“活血化瘀”的问题。此时，临证以抓主症作为最重要的办法。若临床见到下腹胀痛为主，大便干燥，妇科检查未扪及明显包块，则以理气活血温通为主，用四逆散加当归、丹参；如见到下腹疼痛，腰骶部疼痛，妇科检查扪及包块，则活血消癥散结为主，用桂枝茯苓丸加三棱、莪术等；如见到下腹部钝痛，白带多，色黄，则祛湿活血为主，用薏苡附子败酱散加味；如见到下腹部隐痛，腰酸软，疲乏无力，则益气养血活血，用小建中汤加味。在治疗过程中，许老坚决主张慢性炎症慎用凉药，以防伤及肠胃，但如患者伴有低热，腹痛较为严重，妇科检查压痛明显，适当增加 1 ～ 2 味清热解毒药物于处方中，服用时间应掌握中病即止的原则，而不宜长期服用。

四、慢性盆腔炎需要综合治疗

慢性盆腔炎往往由于病程较长，反复发作，缠绵难愈，使临床表现呈现寒热错杂、虚实夹杂等复杂情况，治疗需要较长的时间，至少3个月为1个疗程。临床上如果只采取单一的口服疗法效果往往不佳，并且还可能因长期口服活血化瘀药物导致脾胃受损。因此，治疗手段上，许老主张采用综合疗法，多途径给中药，即辨证与辨病确立中药口服处方，同时非经期配合中药灌肠、中药外敷和中药静脉输液。灌肠、外敷药则采用气味俱厚、温经通络之丹参、透骨草、乳香、没药、红花、皂角刺、桂枝等温通散结，活血化瘀，软化粘连之组织，从直肠局部、腹壁等多途径给药，使药物渗透既能直达病所，又能避免长期口服活血中药对脾胃的损伤。辅以静脉点滴丹参注射液可改善全身微循环，则更有利于瘀血的消散和吸收。

五、典型医案

1. 医案一

赵某，女性，28岁，门诊简易病历。1998年2月26日初诊。

两年前人工流产后开始出现小腹部疼痛，腰困，体倦乏力，白带量多色黄，经期小腹疼痛加重，月经周期尚正常，但血块多，色暗。妇科检查：左侧附件明显增厚、压痛，诊断为盆腔炎。经用抗生素和中药治疗，效果不明显。两年来未怀孕。近日因劳累腹痛加重，伴有低热（T37.2～37.9℃），尿频，尿黄。舌质暗，苔薄，脉沉细。血常规；WBC17×10^9/L，盆腔B超示：盆腔炎。末次月经

2月18日。

诊断：西医诊断：1.慢性盆腔炎；2.继发性不孕症。中医诊断：1.妇人腹痛（冲任瘀血）；2.断绪（冲任瘀血）。

治法：温经散结，活血化瘀，佐以清热解毒。

处方：桂枝茯苓丸加减。

桂枝、桃仁、牡丹皮、香附、莪术各10g，赤芍、蒲公英、白花蛇舌草各15g，丹参、生黄芪各30g，茯苓20g，三七粉（冲）3g。7剂，每天1剂，水煎服并用中药外敷及灌肠，每天1次。另用丹参注射液20mL加5%葡萄糖注射液250mL静脉滴注，每天1次。治疗1周后，腹痛消失，体温正常，小便转清，仍腰困。上方加菟丝子30g，续服7剂，诸症大减，腰困好转。上方去蒲公英、白花蛇舌草，加鹿角霜10g，又服7剂。3月18日经行时无腹痛，血块减少，经色正常。后以上方加减服用1月，患者怀孕。

按：患者病起于人工流产后，冲任气血受损，运行无力，导致冲任气滞血瘀，不通则痛，故而出现下腹疼痛，痛经，经血有血块，附件增厚、压痛；病程日久，气血更虚，故而出现腰困、体倦乏力、白带量多等。冲任瘀阻，导致两精难于相搏，故而不孕。因疼痛症状较重，附件增厚明显，故而采用桂枝茯苓丸加三棱、莪术等破血药物，佐以清热药物，配合黄芪益气、三七止痛，药物与症状丝丝紧扣，故腹痛渐平；腹痛缓解后，则用菟丝子、鹿角霜等补肾、调冲任的药物善后，因此，患者得孕而果。

2. 医案二

孙某，女性，31岁。病案号：1122155。2004年9月10日初诊。

现病史：患者下腹疼痛反复发作1年，经治疗有所好转。5天前劳累后，出现下腹部胀痛加重，不伴发热，未曾服药，腹痛仍间断性发作，偶腰痛，白带多，色黄，腹痛未向其他部位放射，不伴恶心呕吐，无腹泻，腹胀痛，不伴白带增多，腰骶部无不适，无发热，月经规则，无明显痛经，饮食正常，大小便正常。1995年患者行人流术后，一直工具避孕，近一年未避孕也未怀孕。配偶未查精液常规，患者今年8月行妇科检查：双侧输卵管通而不畅。舌质暗，苔薄白，脉细。

查体：一般情况可，T：36.4℃，BP：90/60mmHg。胸腹查体无明显阳性体征。妇科检查：阴道分泌物不多，清洁度Ⅰ度，未见滴虫、霉菌；宫颈：中度糜烂，子宫：前位，正常大小，质中，活动可；附件：右侧略增厚，压痛（+），左侧（-）。盆腔B超示：子宫后壁小肌瘤（2.1cm）。

诊断：西医诊断：1.慢性盆腔炎；2.继发性不孕；3.宫颈炎；4.子宫肌瘤。中医诊断：1.妇人腹痛（气滞血瘀）；2.断绪（气滞血瘀）；3.石瘕（气滞血瘀）。

治法：理气活血，化瘀止痛。

处方：四逆散加味。

柴胡10g　枳实10g　赤芍10g　甘草10g　穿山甲（代）10g　丹参30g　生黄芪30g　水蛭10g　三七粉3g（冲）7剂

上方每天1剂，水煎服并用中药外敷及灌肠，每天1次。另用丹参注射液20mL加5%葡萄糖注射液500mL静脉滴注，每天1次。经期停用。上方加减治疗3个月后腹痛减缓，且因停经40天，查早孕（+），遂停药。12周后经盆腔B超证实为宫内活胎而转产科。

按：患者下腹疼痛1年，加重5天，中医诊断为妇人腹痛。患者病起于人工流产后，人流损伤气血，导致冲任气血运行乏力，蓄血留瘀，气滞血瘀结于冲任，不通则痛。下腹胀痛、舌质暗均为气滞血瘀之象。冲任胞脉瘀阻，两精难于相搏故有不孕。瘀血结聚下焦胞宫，形成癥瘕。瘀血日久，损伤气血，导致脉细，纵观脉症，病位在冲任胞脉，病性偏实，证属气滞血瘀。故治疗拟用理气活血，化瘀止痛，佐以扶正药物，其中水蛭为虫类药物，对于体内顽固瘀血作用明显。全方由于药专力宏，其效显无疑。

3. 医案三

患者胡某，女，63岁，病案号：1120930。2004年8月20日初诊。

主诉：下腹疼痛十余年，加重2年。

现病史：患者十余年前出现下腹部疼痛，遂到某中医院就诊，诊断为“盆腔炎”，行中西药物治疗，症状可缓解，但仍时有间断性下腹部疼痛发作。近两年来，下腹部疼痛发作加重，服用中西药物后不能缓解。走路、劳累后下腹痛加重；今年在另一家中医院住院，灌肠治疗后症状改善不明显。刻下症：下腹胀痛，拒按，腰骶部无明显疼痛，白带不多，饮食正常，睡眠欠佳，大小便正常。舌质暗，苔薄白，脉沉细。

月经婚育史：月经14 $\frac{5\sim7天}{30天}$，量不多，色暗，痛经(±)，53岁绝经。30岁结婚，配偶年长3岁，体健。性生活正常，否认性病史。G_0P_0。未避孕一直未怀孕。

查体：一般情况可，下腹部平软，轻度压痛，无反跳痛。妇科查检：外阴、阴道萎缩，阴道分泌物不多，清洁度

Ⅱ度，未见滴虫、霉菌；宫颈：萎缩，光滑；子宫：后位，萎缩，质中度硬，活动可；附件：双侧索条状，压痛（±）。

诊断：西医诊断：①慢性盆腔炎；②绝经后期。中医诊断：①妇人腹痛（肾虚血瘀）；②绝经后（肾虚血瘀）。

治法：益肾活血。

采用中医综合治疗。中药口服、热敷、灌肠。

口服处方：

桂枝10g　茯苓10g　丹皮10g　桃仁10g　赤芍10g　蒲公英20g　生黄芪30g　三七粉3g　川断30g　5剂

灌肠处方：

三棱20g　莪术20g　蒲公英30g　皂角刺30g　赤芍30g　细辛3g　生甘草10g　鹿角霜20g　大黄5g　川椒目20g　5剂

每晚临睡前灌肠200mL，保留至次晨。上述药渣热敷腹部30分钟。

二诊　2004年8月25日。患者下腹胀痛，走路后明显加重，腰骶部无明显疼痛，白带不多，饮食可，二便正常，舌淡红，脉沉细。继续中药综合治疗。许老指示口服中药加强活血之力，去川断加水蛭10g。处方如下：

桂枝10g　茯苓10g　丹皮10g　桃仁10g　赤芍10g　蒲公英20g　生黄芪30g　三七粉3g（冲）　水蛭10g　7剂

三诊　2004年9月2日。患者下腹胀痛缓解，偶有腰骶部疼痛，白带不多，饮食可，二便正常，夜间睡眠可，舌淡红，脉弦滑有力。许老查房指示：患者腹痛症状已缓解，可嘱其适当活动。继续口服中药、中药灌肠、热敷治疗。处方如下：

桂枝 10g　茯苓 10g　丹皮 10g　桃仁 10g　赤芍 10g　蒲公英 20g　生黄芪 30g　三七粉 3g（冲）　水蛭 10g　7 剂

四诊　2004 年 9 月 10 日。患者昨日灌肠后出现下腹胀痛，排气、排便后有所缓解，白带不多，饮食可，二便正常，夜间睡眠可，舌淡红，脉弦滑有力。许老查房指示：患者灌肠后腹痛可能与灌入少量空气致肠胀气有关，可继续灌肠，嘱患者注意方法。加用乌药 10g、当归 10g 以理气活血止痛。处方如下：

桂枝 10g　茯苓 10g　丹皮 10g　桃仁 10g　赤芍 10g　蒲公英 20g　生黄芪 30g　三七粉 3g（冲）　乌药 10g　当归 10g　水蛭 10g

灌肠方同上。

此后 1 个月患者自行门诊治疗，继续服用上方后腹痛基本消失。

按：患者以“下腹疼痛十余年，加重 2 年”为主症，中医诊断为“妇人腹痛”。患者年过七七，肾气渐亏，胞宫胞脉失养，湿热外邪乘虚入侵，气血运行不畅，蓄血留瘀，不通则痛，故下腹胀。脉沉细数为肾气不足之象，舌亦为肾虚血瘀之象。综观脉症，病位在冲任胞脉，病性目前以虚实夹杂为主，证属肾虚血瘀。

患者因病程较久，年龄又偏大，故在桂枝茯苓丸中加用水蛭以散血中之顽固瘀血，配合灌肠、热敷等多种途径治疗则效彰无疑。

诊余漫话

经方妇科新用

张仲景之方短小精悍，药少力专，用当通神，常为后世医家所沿用。在妇科临床，许老常借鉴《伤寒论》《金匮要略》之方治疗多种妇科疾病，取得很好疗效，扩大了古方应用范围。举例如下：

一、四逆散加味治疗妇科疾病

四逆散出自《伤寒论》，用于治疗少阴枢机不利，阳气不得宣达的四肢逆冷证。四逆散由柴胡、枳实、芍药、甘草组成。方中柴胡、枳实疏肝解郁，调达气机，行气而散瘀结；芍药入肝善走血分，有活血化瘀之功；甘草“能行足厥阴、阳明二经污浊之血，消肿导毒。”全方具有疏肝解郁、行气散结、调和肝脾、缓急止痛的功效。现代药理证明：柴胡有解热镇静、抗炎、改善肝功能的作用；枳实有缩宫作用；芍药有解痉镇痛、抗炎、扩张血管的作用；甘草有松弛平滑肌痉挛、抗炎解毒作用。剖析四逆散组方，实际上包含有枳实芍药散和芍药甘草汤两个方剂。前者在《金匮要略》里用于治疗“产后腹痛，烦满不得卧”之证，说明古人早已应用枳实芍药散治疗妇人腹痛。现代药理研究证明：枳实有显著的收缩子宫的作用，芍药有解痉镇痛、消炎、扩张血管的作用，对于气滞血瘀所引起的妇人腹痛，两药合用有较好的功效。芍药甘草汤出于《伤寒论》，用于治疗外感病误用汗法造成脚挛急一证，分析其功效，该方有柔肝舒筋、缓急止痛、敛津液、养阴血之功。

四逆散用于治疗少阴枢机不利、阳气不得宣达的四肢逆冷证。由于四逆散的主要病机为肝气郁结，气机不利，以致肝胃不调，肝脾不和，故临床上常以此方加味作为治疗胸胁满闷、脘腹胀痛、呕吐、泄泻的基本方。许老根据妇女阴常不足而阳常有余的生理特点及盆腔炎和盆腔手术容易导致胞宫、胞脉气血运行受阻、瘀血内停的病理现象，将四逆散加味用于治疗输卵管阻塞、盆腔炎、闭经、痛经、头痛等多种妇科疾病，取得很好的疗效，从而扩大了古方四逆散的应用范围。

1. 慢性盆腔炎、输卵管不通

慢性盆腔炎和输卵管阻塞常因急性盆腔炎治疗不彻底，湿热毒邪内蕴，或经期、产后胞脉空虚，湿热之邪乘虚而入引起。湿热毒邪阻遏气机，致气滞血瘀，冲任受阻则形成慢性盆腔炎；而瘀血内阻，胞脉不通，则致输卵管阻塞。我以四逆散加丹参、三七、蒲公英治疗慢性盆腔炎，取四逆散宣达郁滞、活血化瘀、缓急止痛之意，配伍丹参助芍药活血散瘀，且防诸药攻邪太过而耗伤阴血；加三七止血消肿，散瘀定痛；加蒲公英清热解毒，活血散结。此方对亚急性盆腔炎及慢性盆腔炎疗效十分显著，能很快缓解症状，减轻疼痛。对于输卵管阻塞患者，许老以辨证与辨病相结合为原则，在上方基础上加穿山甲（代）、路路通理气活血，化瘀通络。取穿山甲（代）走窜行散之性，引药上行入血脉达病所，又可助上药散瘀滞、通胞脉。许老用此方治疗输卵管阻塞性不孕症二十余年，治愈率达 78% 左右，已获局级科研成果奖。临床许老还以四逆散加相应药物治疗因气滞血瘀所致的闭经、痛经、头痛等疾患。如以四逆散加丝瓜络、青蒿、薄荷、乌梢蛇或蜈蚣治疗经期头痛；加当归、川芎治疗闭经、痛经等病均取得较好疗效，给妇科病治疗以新的思路。

2. 闭经

四逆散理气活血，宣通郁滞，对于妇女因情志不舒、肝气郁结、气滞血瘀以致冲任二脉阻滞性闭经，有很好的通经作用。若肝经郁热，常配伍薄荷、青蒿、丝瓜络解郁清热，宣通郁滞。

3. 痛经

痛经常因气滞血瘀或湿热阻滞胞宫所引起，不通则痛。四逆散理气活血化瘀，解痉止痛，对经期腹痛有很好的止痛之效。若为湿热痛经，应在四逆散的基础上，加用丹参、三七粉、龙葵、益母草等药，以加强清热解毒、活血止痛的作用。

4. 经期头痛

经期头痛常因平素肝气偏亢，加之经期阴血下注冲任，使肝失濡养，肝气更亢，肝火上扰清窍而致本证。四逆散宣达郁滞，清热解痉止痛，对该病有很好的治疗作用。临床常配伍丝瓜络、青蒿、薄荷、乌梢蛇或蜈蚣等宣解郁热、平肝通络之品。

综上所述，四逆散因其具有宣达郁滞、解痉止痛之功效，同时又具有解热、镇痛、消炎等药理作用，将其用于治疗妇科相应疾病，疗效可靠。但应强调的是，在运用四逆散时，要注意了解患者的月经及大便情况，若伴有月经提前、量多者，四逆散应慎用或禁用，因该方理气活血作用较强，易促使月经更为提前。方中枳实可行滞导便，若伴大便稀溏者，应慎用此方，或加白术健脾止泻。

二、黄芪建中汤治疗久治不愈的慢性盆腔炎

黄芪建中汤出自《金匮要略·血痹虚劳病脉证并治》，谓“虚劳里急诸不足，黄芪建中汤主之。”该方由黄芪、桂枝、白芍、生姜、甘草、大枣、饴糖组成。7 味药包括 5 个方剂，其中桂枝汤调和营卫；黄芪桂枝五物汤治疗血痹，益气养血通络；芍药甘草汤缓急止痛；桂枝甘草汤温通心阳；小建中汤补虚调和营卫。全方以调和为主，缓急补虚，温通血脉，通过提高自身的抗病能力，达到祛除病邪的目的。可见仲景组方之精良，药少力专，用当通神。根据此方之意，许老常将此方用于治疗久治不愈的慢性盆腔炎，主症为虚劳不足，腹中拘急，经期及劳累后加重，自汗或盗汗，面色晦暗，心悸体倦，纳少便溏，脉虚大。因此类患者病久反复发作，曾多次应用抗炎及解毒化瘀等中西药，其中抗生素及清

热解毒药久用易损伤脾阳；活血化瘀之品久用易耗伤气血，气愈虚则血愈滞，寒愈重则血愈凝。故对于病久体弱之慢性盆腔炎患者，应慎用活血化瘀药攻邪，而以补虚行滞、温通化瘀、缓急止痛为法，使正气复原，祛邪外出。在此方基础上加当归、三七养血活血止痛；加党参助黄芪补中益气；加附子助桂枝温通血脉。

三、桂枝茯苓丸加味治疗妇科盆腔包块

桂枝茯苓丸出自《金匮要略·妇人篇》，为治疗妇科癥瘕的有效方剂。该方由桂枝、茯苓、桃仁、芍药、丹皮组成。此方为一活血方剂，可用于治疗子宫肌瘤、子宫腺肌症、卵巢囊肿、巧克力囊肿等多种妇科包块，临床运用时，常加三棱、莪术增强活血消癥作用。若为巧克力囊肿，则加王不留行、穿山甲（代）、路路通等药，活血通透，促进囊内瘀血吸收。因桂枝性属温燥，方剂偏温，此方更适用于体胖或虚寒体质者。

四、胶艾汤治疗子宫不正出血

胶艾汤出自《金匮要略·妇人篇》，谓："妇人有漏下者；有半产后因续下血都不绝者；有妊娠下血者，假令妊娠腹中痛，为胞阻，胶艾汤主之。"此方为一止血方剂，由四物汤加阿胶、艾叶组成。其中四物汤养血活血调经，艾叶温经止血，阿胶养阴止血，甘草调和诸药，与白芍相配可缓急止痛，用生甘草尚有清热解毒作用。此方既有养血活血，又有温经止痛止血作用，凡遇妇人月经淋漓不止或妊娠、产后阴道少量出血，血块灰暗，并伴下腹冷痛，腰酸，脉细，属寒瘀下血者，均可选用此方。

五、吴茱萸汤治疗妊娠恶阻

吴茱萸汤证在《伤寒论》中分别见于三处，涉及阳明、少阴、厥阴三经病变。方由吴茱萸、人参、生姜、大枣组成。凡肝胃不和、胃寒吐利、头痛、四肢厥冷者，均可选用。许老常以吴茱萸汤治疗妊娠恶阻，症见恶心，吐涎沫，舌淡苔白，脉细滑无力，属脾胃虚寒患者。吴茱萸温胃降逆，配伍半夏、黄连辛开苦降，其中用吴茱萸 3g，党参 30 ～ 50g，黄连 1.5g，临床验证，此方能有效缓解妊娠呕吐。

六、典型医案

1. 医案一

沈某，女，38 岁，因“月经不能自行来潮 2 年，停经半年”而就诊。患者因婚姻破裂，精神受挫，致使月经逐渐错后，近一年月经不能自行来潮，开始用黄体酮可促经，近半年用黄体酮亦无效。患者面部潮热，性情急躁，曾请几位老中医治疗，均因“上火”而放弃。就诊时见其颧红，脉弦。考虑闭经为情志不舒，郁而化热，肝经郁热阻滞冲任，血海不能充盈所致，参考患者曾用黄体酮而月经不能来潮，说明子宫内膜极薄，不应通经，故给予四逆散加丝瓜络宣通郁滞；薄荷、青蒿清热舒郁。7 剂药后，述燥热症状减轻，原方加丹参、当归、桃仁活血化瘀，促排卵。继服 7 剂药后，患者述白带增多，拉丝度长，排卵已出现，改以调补肝肾，服药 14 剂，月经来潮，量色正常，带经 6 天。

2. 医案二

于某，女，38 岁，因“下腹疼痛反复发作 13 年，加重 2 个月”而住院。根据其症状、体征诊断为慢性盆腔炎亚急性发作，给予抗生素及中药活血化瘀、理气止痛综合治疗。1 个月后下腹痛明显好转，但仍述活动或劳累后腰腹坠胀酸痛，并伴恶心、纳差、便溏、眠差等症状，视其面色萎黄，身体瘦弱，声音低怯，舌淡苔薄白，脉虚弱。考虑患者正气已虚，虽慢性炎症未消，但此时已不宜攻邪，故予黄芪建中汤加威灵仙、当归、香附益气养血活血，和中止痛。治疗 1 个月后，患者身体逐渐复原，面色红润，饮食二便正常，下腹痛发作明显减少，好转出院。

治病以调理脾胃为先

临证尤宜重视脾胃情况，人体免疫功能的强弱关键在于脾胃功能是否强壮；脾胃功能低下会直接影响药物吸收，且更加重肠胃负担。故临证时，若遇妇科病伴有脾胃功能低下或抵抗力低、易感冒、体质虚弱者，均以调理脾胃为先，方可磨刀不误砍柴工。

临床常用的调理脾胃方为：

1. 参橘煎

太子参 15g　橘叶 15g　砂仁 5g　谷麦芽各 15g

主治：食欲不振，纳后腹胀，大便不调，乏力，舌质淡少苔，脉细弱。

若苔腻，加厚朴。本方可振奋脾胃功能，改善营养状况，适于长期服用。

2. 理中汤

党参 30g 干姜 10g 白术 15g 甘草 6g

主治：肠胃虚寒，脐周痛，大便稀，脉细弱。在此基础上常加当归、香附养血调气。

3. 藿朴夏苓汤加味

藿香 10g 厚朴 10g 半夏 10g 茯苓 20g 陈皮 10g 甘草 10g 薏苡仁 10g 白蔻仁 5g 滑石 25g 神曲 10g

主治：纳差，恶心呕吐，舌质红，苔黄腻。

用药特点

一、主张温补，配伍合理，用药精当

许老用药喜用温补，这当然是沿袭了我国南方一带的用药习惯。过去南方人热病、瘟疫居多，70% 以上就诊者为危重患者。通过大量临床观察，许老体会到危重患者若用药过于寒凉，易使患者表面安静，掩盖真实病情。反之，用药偏温，患者有不适可及时被发现。许老认为，寒凉之品易伤脾胃，降低抵抗力。热药虽可使个别人上火，但易纠正，而凉药过用抑制生理功能则较难恢复。如闭经一病，用药以温肾为主，常选用参茸卫生丸或二仙、巴戟等药振奋卵巢功能，即使症状表现热象，亦平补肝肾，而不主张用清热凉血之品，恐卵巢功能受到抑制，得小利而失大局。

许老喜欢选方用药首推仲景方，方剂组成短小精悍，力求稳准狠；而反对方剂清一色，单打一，见血止血，见热清热；强调对立统一的原则，活中有止，清中有补，攻中有守；如自拟“化瘀止血方”中，在大队活血药中加一味党参，取其攻中有守、行必兼固之意，恐活血药耗伤气血；在“滋阴止血方”中加一味当归，意在止必兼行，防止留瘀。

许老认为药有三分毒，无毒不治病，只要用之得当，中医同样能治疗危急重症。在大病之下应该大胆地使用“毒药”，即药性峻猛，有一定毒性的药物，解救患者于危难之中。如选用十枣汤治疗早期肝硬化腹水、渗出性结核性胸膜炎，以大戟、芫花、甘遂各1.5g，共研末，每日晨起服1g，大枣10枚煎汤送服，水净后补脾培土；再如以三生饮治疗早期肺癌、马钱子治疗重症肌无力等，都可起到意想不到的临床效果。

二、用药体会

在具体用药上许老有以下的见解及临床经验，兹总结如下：

（1）补肾药物大多滋腻，易滞气血，临床应用时，常辅以行气活血之药物，使补而不滞。

（2）对于妇科出血性疾病，切勿盲目地滥用止血药及过早使用炭类等收摄药，恐瘀血内滞，闭门留寇。应审因论治，止必兼行。

（3）根据阴阳互根的理论，补肾主张三七开。即补肾阳者，七分阳药，三分阴药；补肾阴者，七分阴药，三分阳药。

（4）历代古籍虽记载孕期应慎用或禁用峻下滑利、去瘀破血、行气破气及一切有毒药品，但在病情需要时，亦可适当应用，所谓“有故无殒，亦无殒也。”唯需严格掌握用药的程度，待病情减其大半即应停用，否则对胎儿有害。古籍提出半夏有动胎之性，然在多年临床实践中未见半夏用于妊娠恶阻有动胎之象，而其降逆止呕之功甚良。

（5）当归：味辛甘，微苦，性温，入心、肝、脾经。明·李中梓谓其能引诸血各归其所之经，故名“当归”。

当归历来被视为治疗血分病之要品，尤为妇科良药，主要有补血活血、调经止痛、润肠导便之功。本品在妇产科疾病的应用非常广泛，凡妇女月经不调、经闭、腹痛、癥瘕、崩漏、带下及胎前产后诸症，皆可用之。

关于当归既能养血又能活血的论述，历代本草及医籍多有记载。如《大明本草》云：“破恶血，养新血。”《本草证》谓：“其味甘而重，故专能补血；其气轻而辛，故又能行血，补中有动，行中有补”，称其是“血中之气药，亦血中之圣药也”。凡妇人经水不利、临产催生及产后腹痛等病症，俱当以此为君。《和剂局方》中的四物汤，即是以当归为君，配伍熟地、白芍、川芎而成，此乃医界公认的养血活血、调经止血的基础方剂。

当归伍黄芪，名当归补血汤，历来奉为益气养血剂，治疗失血性贫血及产后大出血等症。然而现代药理实践证实，黄芪能扩张血管，改善皮肤血液循环及营养状况。从中医理论上分析，黄芪能益气利水，而水与血同类，利水亦可以活血。因此认为，当归补血汤虽是补血方剂，但也是活血方剂，用于血虚夹瘀证最宜。

当归伍川芎，宋《普济本事方》名佛手散，即《和剂局方》中的芎归汤，主用于试胎。古人谓，此方服后“胎死即下，胎活则安，其效如佛，手到成功”，故以佛手为名。临床实践证明，某些先兆流产患者经保胎治疗无效，妊娠试验转阴，用此方试之，每获良效。若胎尚存活，服本方后可使妊娠腹痛及阴道出血停止，妊娠试验恢复阳性；妊娠大月份如胎动突然停止者，用本方合平胃散加芒硝，可使胎动恢复。又闭经患者亦可用本方合桂枝汤试之，如系怀孕则小腹常觉跃动，且脉搏增快。无孕者则断无此象，用之屡验，其机理尚待研究。

阴道出血兼腹痛者多属气滞血瘀，当归常与制香附相伍，一活血化瘀，一行气活血，有相辅相成之妙。

当归又常与白芍、甘草同用治疗血虚腹痛，有养血柔肝止痛之效。血虚寒滞腹痛则可与生姜等温中散寒药伍用，如《金匮要略》中的当归生姜羊肉汤。

当归还常用于治疗各种出血证。有些医生囿于前人当归“走而不守”之说，唯恐其辛温动血，不敢用治出血。实际上关于当归治疗出血的问题，早有其理论和实践依据，如《神农本草经》有“主妇人漏下”的记载，《药性论》亦载“主女子崩中”，又如《金匮要略》中的胶艾四物汤、《傅氏女科》中的固本止崩汤及生血止崩汤、加减当归补血汤、生化汤等，都是治疗血崩漏下的有效方剂。据许老多年的临床体会，妇女月经过多、血崩经漏、倒经、先兆流产等病皆可用当归，以使血归其所当归之经。故在治疗功能失调性子宫出血时，总是在辨证用药基础上加用一味当归，意在取其阳和流动之性，使静中有动，止血而无留瘀之弊。有人一见出血，不问何因便用一派纯阴无阳之品，或用大量炭类止血，这不符合中医辨证论治的观点。治疗出血首先应从病因入手，从本论治，不宜一味用止血药，应注意“止中有行”。若见血止血，或许能取效一时，然终究是无的放矢，病必难愈，且大量止血剂易使局部血管血液产生高凝，引起坏死感染。总之，用药不可绝对化，正如李中梓所说："善用药者，不寠准绳，亦不囿于准绳。"但对阴虚血热或气虚、血虚之月经过多、崩漏者，应注意控制当归用量，每剂最多不宜超过6g，如剂量过大，血就不能归其所归。此外，治疗出血证时，如在辨证论治的处方中适当加用一些养血之品，如阿胶、龙眼肉、党参等，则疗效更佳。

一般说，生当归偏于养血、润肠通便，除治疗血虚证外，又常与肉苁蓉或番泻叶同用，治疗血虚及产后津亏、肠燥大便秘结，既能刺激肠道蠕动，又可帮助消化。酒当归（酒洗）善于活血通经，并能引药上行，适用于月经后期、痛经、月经过少、闭经、倒经等病。土炒当归已无润便之力，辛窜之力亦差，多用于治疗各种出血及月经不调兼大便溏泻者。

前人还有当归头止血、当归尾破血、当归身养血、全当归活血之说，用时也有区别。但目前药房一般不予区分，这无疑会影响疗效，应予改进。

据现代药理研究证明，当归对子宫肌肉有兴奋和抑制的"双向"作用，既可抑制子宫痉挛以止痛，又可使血行旺盛以增进子宫发育。据报道，用当归组织液穴位注射治疗慢性盆腔炎，结果腹痛减轻，月经恢复正常，均在治疗后6个月内妊娠。这些都证明祖国医学对当归的认识是正确的。

（6）黄芪：许老认为生黄芪在补气之中尚有行滞之功，临床许老常以生黄芪配合活血药治疗气虚血滞、经络痹阻所致的产后身痛及经期延长、淋漓不尽、脉沉细者。对于输卵管阻塞性不孕症及子宫内膜异位症，治疗需久用活血化瘀消癥之品，许老亦在大队活血化瘀消癥药中加生黄芪补气行滞，以减轻久用攻伐药物而耗伤气血的副作用。

（7）三七粉：有活血散瘀、止血止痛、消除粘连之功。因其止血而不留瘀，故许老常用三七粉治疗瘀血内阻，血不归经所致的各种妇科出血证；三七粉还有良好的散瘀消肿止痛作用，故亦用于治疗血瘀所致的痛经、子宫内膜异位症、子宫肌瘤、盆腔炎性包块、儿枕痛等症。此外，还多用于治疗腹部手术后盆腔粘连所致的腹胀、腹痛及不孕症。

（8）穿山甲（代）配路路通：穿山甲（代）与路路通均为疏通之要药。穿山甲（代），通络疏滞，散血消肿，专能行散，并可引诸药入血脉，达病所；路路通，能通十二经，有行气活血通络之功，两药相配伍共同起到祛瘀血、通经络之作用。许老认为穿山甲（代）配路路通，疏通输卵管作用极佳。

（9）蜈蚣：为息风止痛解毒之品，长于治疗产后感染邪毒所致的痉症。因该药性善通络疏滞，许老多用于输卵管阻塞性不孕症的治疗，又因本品对结核杆菌有较强的抑制作用，故常用于盆腔结核及输卵管结核的治疗。

（10）桑叶：有清肝凉血止血之功。许老常用于治疗肝郁化火、迫血妄行所致的崩漏、经行吐衄、排卵期出血等病。或与黄芪、当归、三七配伍，治疗气虚血瘀所致经期延长出血。桑叶既可止血又可制约黄芪温燥之性。

（11）海藻：历代本草皆谓海藻反甘草，但许老常将海藻与甘草同用于临床，未曾发生不良反应，并在治疗子宫肌瘤中证实，两药同用反可加强软坚散结之功。海藻用量可至 10 ～ 15g，甘草用 10g。

医话精粹

一、出血期辨证应以脉象为主

综观各医家对崩漏的辨治，多以肾的阴阳失衡作为主要发病机制，以气虚、血热、血瘀作为出血期的辨证分型。由于崩漏是以子宫不规律出血为主要临床表现，故把握出血期的准确辨证是治疗成功与否的关键。

在长期的临床实践中，许老观察到崩漏患者在出血期的脉象是辨别气虚、血热的关键。参看古今妇科教科书上所描述的血热症状，均为血色鲜红、面赤口干、尿黄便干、舌红等推理症状，但实际上在临床是很难见到的。临床所见的崩漏患者，由于出血量大、病程长，就诊时多表现为一派贫血征象，如面色苍白、颜面、下肢浮肿、头晕乏力、舌质淡嫩等。如果一味套用教科书辨证，会将一部分阴虚血热患者误辨为气虚证，使治疗南辕北辙。在此应该强调，出血期的辨证应以脉象为主，尤其是脉力和脉形，症状和舌象只作为参考。一般来讲，脉细数有力或细滑者，属血热证，脉数而无力，脉来沉微者，属气虚证。在教科书中，常把脉数归于热证。但在崩漏病中，脉数亦可见于气虚证。因为大出血或长期出血患者易造成继发贫血，使心脏搏动代偿性加快，脉率也随之增加，因此，脉率不能作为辨证依据，只有脉力才是辨证的关键。

二、“腹痛拒按属实，喜按属虚”并非尽然

腹痛拒按属实，喜按属虚，此为常理。然有些病例，尽管经血不畅，内有瘀滞，却往往喜按喜温。因揉按可促使瘀血排出，温热可使经血通畅，通则不痛。因此辨虚实不能一概以喜按喜温定论，应结合经血排出后腹痛是否减轻来分虚实。此外，有素体怯弱，气虚无力推动血行致经来不畅，血滞作痛而拒按，此为夹虚夹实的证型。更有极个别患者，同时出现喜按又拒按的现象，此常见于两种情况：一种为轻按则舒，重按则痛，多属夹寒夹瘀，寒轻瘀重；另一种为轻按则痛，重按反舒，多属兼瘀兼虚，瘀少虚甚。

三、血瘀认证论真伪

书上皆谓面色紫暗、目眶暗黑、舌质紫暗、舌边有瘀斑瘀点、脉涩属瘀象，但大多数血瘀痛经患者并无上述症状，需根据月经的期、色、量、质及腹痛时间和性质辨别虚实。另外血瘀呈涩脉，临床亦不常见。根据观察，经痛较甚时，脉常呈弦象，甚至弦劲有力。在剧痛昏厥时，脉反显细弱，此刻切勿因脉象细弱而误认为是虚证，虚痛多是隐痛，不致产生晕厥，而剧痛多是实痛，易产生昏厥。故切脉认证，尚需灵活掌握。

四、治疗癥瘕不宜一味攻逐

对于妇科癥瘕之疾（如子宫肌瘤、卵巢囊肿、子宫内膜异位症、炎性包块等）的治疗，应避免一味用大量破血消癥药攻逐，应适当配伍补气温通之品，以调动自身抗病能力。活血药过用易耗伤气血，气愈虚则血愈滞，欲速则不达。

五、肥胖人多阳虚

对于体胖痰湿盛的患者，古医书上记载应用苍附导痰汤治疗，验之临床，效果不佳。许老认为，此法为治标，非治本。痰湿是由于肾阳虚，水液代谢障碍引起，应在补肾阳的基础上，加用祛痰药物治疗。

学术观点

主张辨证与辨病相结合，方证对应相结合

一、辨证与辨病相结合

辨证与辨病相结合的最早提出者是张仲景，《伤寒论》是第一部既辨证又辨病的临床专著，仲景确立的辨病分症诊治的思想体系尤为后世医家所遵循。但随着现代医学科学技术的发展和进步，传统的辨病与辨证已越来越不能满足人们认识和治疗疾病的需求，其局限性已渐渐在临床显露。克服这种局限性，逐步利用现代医学的辨病指标，弥补传统的辨病与辨证方法之不足，已成为中医学术发展中的一个突出问题。建立辨证与辨病（指西医的病）相结合的辨证论治新体

系，是中医学术界的努力方向之一。

如果将原属现代医学的辨病指标转化为具有中医特色的辨证指标，不仅可提高辨证的客观性和准确性，而且给传统的辨证思维方式以新的思路。临床可根据患者当时的情况，灵活应用“证病结合”或“无症从病、无病从症”及“舍症从病、舍病从症”等取舍方法，沟通两者对疾病本质的认识，进而提高疗效。如“卵巢囊肿”“输卵管阻塞”等病，中医诊断常无特异性症状，但盆腔B超或输卵管造影可发现阳性指征，则治疗应“无症从病”，以局部辨病治疗为主。而有些病，如一些妇女白带多、质清稀，西医检查无阳性指征，阴道涂片也无异常发现，治疗则应“无病从症”，以中医辨证治疗为法。

二、方证对应相结合

辨证论治是中医的特色和优势，但临床施用时尚有不足之处。首先是辨证的质量，不仅要受一系列客观因素的影响，而且由于医者学术见解与临证思维的不同，在提取和利用四诊信息时常显现出差异，这是辨证论治体系难以解决的矛盾。其次，纵然辨证无差异，而选方却可出现差别，因为根据辨证结论而确立了相应的治法后，可供遣选的方剂不只一首，这样在实施辨证论治时，医者在辨证和选方两个关键环节上都有可能发生差异。因此，许老推崇张仲景在创立辨证论治的同时所提出的方证对应的治疗原则，即“有是证用是方”的方法，此处方剂包括经方、时方、民间验方。临床症状只要与方剂中典型适应证相符（有时但见一症便是），即可信手拈来，而不受八纲、脏腑、病因等辨证方法的限制。如许老临床治悬饮，多选十枣汤，其典型适应证为咳喘、胸痛或胸腔积液；治淋症，多选用四草一根汤（民间验方），其典型适应证为尿频、尿热、尿痛。这些验方均经得起重复验证，只要掌握得当，即有显著疗效。

冲、任、督、带理论与实践

历代医学家对冲、任、督、带理论所指内容均无明确的说明，致使该理论在妇科领域中未能发挥其应有的主导作用。许老根据冲任有形成月经、生殖、泌乳等功能来分析，认为它与女性的神经内分泌系统（包括肾上腺、卵巢、子宫及附属器官）密切相关。它是妇女生理、病理特征的维持者，是妇产科理论的核心。《妇人良方》提出："妇人病有三十六种，皆由冲任劳损所致。"徐灵胎曰："凡治妇人，必先明冲任之脉，此皆血之所从生，而胎之所由系。明于冲任之故，则本源洞悉，而后所生之病，千条万绪，可以测知其所从起。"说明妇科的病理基础是冲任失常，主要病所是冲任。下面，就冲、任、督、带的生理、病理及其辨证论治作一初步探讨。

一、冲、任、督、带的生理

1. 冲脉

"冲为血海"源于《灵枢·海论》，是说冲脉具有主宰调摄"血海"的功能。冲脉盛则血海充盈，月经应时而下；冲脉亏损则血海空虚，出现月经失调等病症。张景岳有"冲脉为月经之本"的论点。

冲脉还具有促进生殖的功能。《素问·上古天真论》曰："太冲脉盛，………，故有子。"又说："女子不育，多责之冲脉。……冲脉无病，未有不生育者。"（《医学衷中参西录》）又，冲为"五脏六腑之海"，说明冲脉具有统率和调节脏腑气血的功能。当脏腑气血有余时，则冲脉能加以涵蓄和贮存；而脏腑气血不足时，冲脉又能给予灌注和补充，以维持人体各组织器官正常生理活动的需要。

2. 任脉

任脉主一身之阴。凡精、血、津、液均为任脉所司，故前人称任脉为"阴脉之海"，为人体妊养之本，对人体生长、生育产生重大影响。又"任主胞胎"，王冰曰："谓之任脉者，女子得以妊养也，故经云此生病其女子不孕也。"又说："冲为血海，任主胞胎，两者相资，故能有子。"说明了任脉具有孕育胎儿的作用。

3. 督脉

督脉主一身之阳，为"阳脉之海"。其与任脉相配，一阴一阳，维持着阴阳脉气的相对平衡，因而对月经的正常来潮，有调节作用。

4. 带脉

带脉的生理功能是多方面的，如约束冲、任、督三脉，提携胞胎，固摄脾肾精微，调节周身气血运行。傅山曰："盖带脉通于任、督，任、督病而带脉始病。带脉者，所以约束胞胎之系也。"（《傅青主女科》）《素问·痿论》曰："冲脉者，经脉之海也……皆属于带脉，而络于督脉。"

冲、任、督、带四脉，虽然在女性生殖生理过程中各自所起的作用不同，但它们之间又是相互依存、相互影响的，从而形成一个特殊的调节系统，维持着妇女的生理特征。

二、冲、任在调节女性性周期中的作用

《素问·上古天真论》曰："女子七岁，肾气盛，齿更发长；二七而天癸至，任脉通，太冲脉盛，月事以时下，故有子；……七七，任脉虚，太冲脉衰少，天癸竭，地道不通，故形坏而无子也。"说明女性性周期的调节是肾气盛 → 天癸至 →任通冲盛 → 月事来潮 → 受精妊娠（青春期）→ 肾气衰 → 任脉虚 → 冲脉衰少 → 天癸竭 → 绝经 → 不再受孕（更年期）。其调节作用与现代医学的下丘脑－垂体－卵巢及肾上腺等神经内分泌系统的反馈调节作用相似。其中肾气是核心，居于支配的地位。可见祖国医学所言的肾的功能，包括了现代医学所谓丘脑下部、垂体、性腺、甲状腺及肾上腺等神经内分泌系统的功能。

"肾者主水，受五脏六腑之精而藏之。"其所藏之精，包括先后天之精。"天癸"是妇女到青春期后，体内产生的一种与生殖机能有关的一种物质。它由肾精所化生。如马玄台曰："天癸者，阴精也。"盖肾属水，癸亦属水，由先天之气蓄极而生，故谓精为天癸也。结合现代医学理论，许老认为天癸当是垂体的促性腺激素，而冲任的功能作用则相当于卵巢、肾上腺所分泌的性激素。肾气、天癸、冲任作用于子宫，使之产生月经、受孕、分娩。

1. 冲、任、督、带的病理与病症

妇科疾病发生的原因虽然很多，但无论是外感六淫或内伤七情、饮食劳倦，只有影响到冲任时，方可引起各种妇科疾病。故徐灵胎曰："经带之疾，全属冲任。"

（1）冲脉病症 《素问·骨空论》曰："冲脉为病，逆气里急。"凡是月经不调、闭经、崩漏、妊娠呕吐、经行吐血、

奔豚、不孕等都与冲脉有关。

（2）任脉病症 《素问·骨空论》曰：“任脉为病，女子带下瘕聚。”其病症为：带下、下腹包块、月经不调、流产、不孕等。

（3）督脉病症 《难经》曰：“督之为病，脊强而厥。”《脉经》曰：“……此为督脉，腰背强痛，不得俯仰，大人癫病，小儿风痫。”其病症为：妊娠痫证、产后痉病、癫痫、宫寒、畏寒等。

（4）带脉病症 《难经》曰：“带之为病，腹满，腰溶溶若坐水中。”指出带脉之病，是由脾气虚弱殃及带脉所致。其病症为：带下、子宫脱垂、盆腔炎、阴道炎以及腰部冷痛等。而张锡纯则将冲任虚损证责之于带脉，他说：“带下为冲任之证。而名为带者，盖以奇经带脉，原主约束诸脉，冲任有滑脱之疾，责在带脉不能约束，故名为带也。”（《医学衷中参西录》）

2. 辨证论治

冲任受损引起的经、带、胎、产诸疾，有寒、热、虚、实之分，必须审因论治。

（1）冲任寒证 可分虚实两类，实证为外寒之邪直客于冲任，虚证为素体阳虚，寒从内生。而前者往往有不足之内因。寒邪易与气血相搏，影响气血运行，使冲任经气阻滞，引起血寒、血瘀等病理变化。其为病可见痛经、月经后期、闭经、不孕、癥积等。治之大法，凡属实寒者，可望速散，宜温经散寒，疏通经气，用《金匮要略》《妇人大全良方》之温经汤或《医林改错》之少腹逐瘀汤；虚寒者，只宜缓图，必甘辛温补，佐以理气化瘀，可用《金匮要略》之温经汤或《医学衷中参西录》之温冲汤；若瘀结日久，已成癥瘕者，宜桂枝茯苓丸（加用三棱、莪术、归须等）、理冲丸（《医学衷中参西录》）缓图消散。

医案一：刘某，女，28岁，工人。闭经3月，白带不多，小腹时痛，畏寒肢冷，曾多方治疗无效。诊得脉搏沉迟，小腹拒按，耻骨上缘空虚，舌淡苔白。患者素有痛经、经色紫暗、夹有瘀块诸症，因此判为冲任瘀阻。投以温经汤（《妇人大全良方》）加仙灵脾、仙茅。连服9剂，月经即下。又服调冲汤（自拟方：仙灵脾10g，仙茅10g，紫河车10g，山萸肉10g，女贞子20g，川断10g，当归10g，白芍10g，香附10g，益母草10g）以善其后。

医案二：王某，女，27岁，护士。结婚3年未孕，男方精液检查正常。患者平素最畏寒冷，盛夏亦不敢离厚衣，腰膝酸软，情志抑郁，性欲淡漠；月经尚正常，周期4～5天/28～30天，唯经量较少，经期小腹冷痛；脉搏沉细，舌淡苔薄。妇科检查：阴毛稀少，乳房欠丰满，子宫偏小、后倾，双侧附件（-）。辨证为冲任虚衰，宫寒不孕。处方为：仙茅15g，仙灵脾15g，鹿角霜10g，山萸肉10g，紫河车10g，女贞子20g，当归10g，何首乌20g，香附10g，益母草15g。服药30剂，而畏寒之病除，经血量亦大致正常。后数月遂孕。平产一女。

（2）冲任热证　其热证之产生，可因素体内热、阴虚阳盛、肝经郁火、过服暖宫之药、过食辛辣食物等所导致；亦可因经期、产后摄生不慎，感染邪毒而发生。热结日久，遂成瘀积；热扰冲任，血海不宁，可见月经先期、月经过多、崩漏、胎漏、子宫内膜炎诸疾。其论治需区别病位之在冲在任，病性的属虚属实。属实热者，用清经散（《傅青主女科》）去熟地、茯苓，加生地、玳瑁，或犀角地黄汤加炒槐花、鹿含草；属虚热者，用两地汤（《傅青主女科》）或一阴煎（《景岳全书》）；属肝经郁热者，用丹栀逍遥散；属湿热者，用龙胆泻肝汤；属感染邪毒者，用银翘红酱解毒汤（上海中医学院）。

医案三：赵某，女，42岁，医生。月经过多3个月，经期大致正常，带经5天，但经量特多，色红，有血块，无腹痛，伴烘热汗出，心烦，头晕，乏力，脉细数无力。辨证为冲任虚热，血海失守。方用两地汤（《傅青主女科》）加山萸肉、三七粉、益母草。嘱每届经期服6剂，平时服知柏地黄丸，连用3月后痊愈。

医案四：谢某，女，20岁。带下黄稠，味臭，阴部瘙痒，尿黄赤而灼热，心烦口渴，口腻无味，舌红，苔黄腻，脉细滑。诊为冲任湿热，乃予龙胆泻肝汤。5剂后，带下即止。唯恐湿热未净，又授以扶脾、利湿、清热之药，以善其后。

（3）冲任虚证　可分阳虚、阴虚、阴阳俱虚、气虚、血虚五候。其病因多缘先天肾精不足，冲任未充；或因后天早婚多产，房事不节，直接损伤冲任；或因脾气内损，化源不足，而致冲任虚衰或冲任不固。冲任虚衰可致月经过少、月经后期、闭经、不孕诸疾；冲任不固，可见月经过多、崩漏、流产、产后恶露不绝、带下诸病。其论治宜区别其为阳虚、阴虚，抑或气虚、血虚等。据证选方。阳虚者可用温冲汤（《医学衷中参西录》）或参茸卫生丸；阴虚者，可用加减一阴煎（《景岳全书》）或左归丸（《景岳全书》）；阴阳俱虚者，可用调冲汤（方见医案一）或龟鹿二仙胶（《医方考》）；气虚者，可用补中益气汤加山萸肉、阿胶；血虚者，用人参养荣丸、八珍益母丸。

医案五：李某，女，45岁，工人。骤然下血不止，注止血针无效，来诊时面唇皆白，气息奄奄，昏聩不语，四肢皆冷，其脉微弱而数。知其冲任失守，而气血将脱也。遂急用固冲汤（《医学衷中参西录》）去棕榈炭、五倍子加红参、鹿茸粉。一剂血少，再剂血止。后以补肾益血之剂，善后调理。

医案六：谢某，女，49岁，医生。患更年期功能性子宫出血2年。曾用中西药治疗皆无效。此次经刮宫后，阴道仍下血不止，面色苍白，心悸乏力，舌淡无苔，六脉沉细。诊为冲任不固之证，遂予：党参30g，白术12g，鹿角霜10g，三七粉2g（分吞），黄精20g，阿胶10g（另包炖化），甘草3g，水煎服。9剂血止。因思年已七七，血分又如此受伤，应促其早日绝经，嘱连服知柏地黄丸3～6个月。

（4）冲任实证　一般是指瘀血阻滞冲任而言。其瘀结之产生，可因七情郁结、经期产后外感风寒、内伤生冷等因素所导致；可因本身功能失调，血结瘀阻而发生。冲任瘀阻，可致月经不调、痛经、崩漏、闭经、癥积、不孕、产后恶露不绝诸疾。因于瘀血阻滞，后天生化之血气无以下行，先天精气阻而不通，冲任因之不振，呈现本虚标实之征象，治宜“通补”之法。其方可随证选用下瘀血汤（《金匮要略》）、桂枝茯苓丸（《金匮要略》）、理冲汤（丸）（《医学衷中参西录》）、少腹逐瘀汤（《医林改错》）、失笑散、生化汤等。适当参用扶正之品，尤其是虚人瘀结和病程较久者。

医案七：陈某，女，26岁，教师。剖腹产2天后阴道流血不止，时有大血块排出，血欲出时腹痛甚剧，排出后腹痛暂减，下腹拒按。经用止血药效果不显。诊查时，患者阴道流血量多，色深红，下腹可扪及拳大包块，按压时有大量血块自阴道排出，六脉细数无力。诊为胞宫瘀阻，治以生化汤加味。处方为：当归 10g，川芎 10g，桃仁 10g，炮姜 6g，甘草 3g，党参 20g，三七粉 2g（分吞），枳壳 6g，益母草 15g，水煎服。服药数小时后腹痛加剧，继而排出血块，阴道出血量随之逐渐减少，又服 2 剂而愈。令服八珍益母丸以善其后。

对于冲、任、督、带的作用，不能单纯从经络理论去理解，而应把它看成与女性性周期有关的神经内分泌系统，其所涉及的器官包括垂体、卵巢、子宫及其附属器官。祖国医学中肾的功能作用也包括了现代医学的泌尿系统的一部分。肾气、天癸、冲任（包括子宫）是调节妇女性周期的核心，它与现代医学的下丘脑－垂体－卵巢 / 肾上腺等神经内分泌系统对月经周期的反馈调节作用相似。

子宫是维持女性生理病理特征的主要器官

女子与男子不同之处就在于女子生理上有月经、胎孕、产褥；病理上有经、带、胎、产诸疾。而维持女性生理病理特征的器官中，子宫应居于首要地位。长期以来，中医妇科理论一直是以“脏腑、经络、气血”为核心。近数年来，妇科学者又提出“肾气－天癸－冲任轴”是调节月经周期的核心，把子宫作为“附属器”“反应器”“靶器官”对子宫的特殊功能论述甚少。笔者认为脏腑、经络、气血男女皆有，并无所异，其主要区别就在于女性有子宫这一特殊器官，它在脏腑、经络、气血的作用下，具体通过肾气－天癸－冲任－子宫这一调节核心来实现。其中子宫发挥了它自身的特殊功能。

一、子宫生理病理特征

1. 关于子宫的名称及生理功能

中医古籍中对子宫名称的记载颇多，归纳起来，主要有："胞宫""子藏""女子胞""胞""子宫"等。如《素问·五脏别论》曰："脑、髓、骨、脉、胆、女子胞，此六者地气之所生也，皆藏于阴而象于地，故藏而不泻，名奇恒之腑。"《难经·三十六难》云："命门者……男子以藏精，女子以系胞。"其注释谓"胞"即指女子胞而言。《金匮要略》载："妇人妊娠六七月，脉弦发热，其胎愈胀，腹痛恶寒者，少腹如扇，所以然者，子藏开故也，当以附子汤温其藏。"《卫生宝鉴》称："……产后伤风，热入胞宫。"《神农本草经》谓："女子风寒在子宫，绝育十年无子。"上述有些名称均为子宫的别名。它是中医妇科固有的脏器名称，而不是袭用于现代医学。

子宫在《内经》中属于奇恒之腑，具有它独特的生理功能。在结构上，它似脏非脏，似腑非腑；在功能上具有脏的藏而不泻和腑的泻而不藏的两种功能。其主要的生理功能体现在三方面：①产生月经和排泄月经；②孕育胎儿与分娩胎儿及排出恶露；③分泌生理性带下以润泽阴道。在少女、妊娠期、绝经后，主要是藏而不泻，在行经期、分娩期，主要是泻而不藏。两种功能循环交替，直到绝经。而子宫这种功能并不是孤立地进行，它与脏腑、经络、气血的功能资助分不开。脏腑的功能活动是前提，气血是物质基础。具体地讲。它的功能与肾气、天癸、冲任的功能密切相关。

2. 子宫与脏腑、经络、气血的关系

妇女以血为本，凡经、带、胎、产、哺乳等无不损耗气血。而气血的来源，又依赖于五脏的化生。《景岳全书》曰："经血为水谷之精气，和调于五脏，洒陈于六腑，乃能入于脉也。凡其源源而来，生化于脾，总统于心，藏受于肝，宣布于肺，施泄于肾，以灌溉于一身，在男子则化而为精，妇人则上为乳汁下归血海而为经脉。"子宫又通过经络直接或间接与五脏相连。如《素问·评热病论》认为胞脉者属心而络于胞中，是说心脏的支脉络于胞宫。又冲、任、督脉均起于胞宫，分别与足阳明胃经、足太阴脾经、足少阴肾经、足厥阴肝经相交会。如冲脉与足阳明胃经会于气冲，其下行支并于少阴经，它上灌诸阳，下渗三阴，为十二经脉之海，亦称"血海"；任脉与肝脾肾三经分别交会于曲骨、中极、关元，与胃经交会于承浆，与冲脉会于咂喉，主一身之阴，称"阴脉之海"，因其又主"胞胎"，为妊养之本。督脉主一身之阳经，称"阳脉之海"。带脉约束纵行之三阴三阳经。这样脏腑、经络、气血与子宫形成了一个统一的整体。

3. 子宫在调节月经周期中的作用

子宫在肾气、天癸、冲任的支配下，发挥它藏而不泻和泻而不藏的功能。子宫在月经周期中呈现出经前期、行经期、经后期的改变，与现代医学认为的子宫内膜在月经周期中呈现修复期、增生期、分泌期、子宫内膜脱落的周期性改变相似。妇女无论是月经、带下、妊娠和分娩都与子宫有关。若将子宫切除，上述的功能就不能实现，也就体现不出妇女的生理特征。所以，子宫是妇女生理病理的特殊器官。

4. 子宫为妇科一些疾病病机定位之所

这一论点散见于古代医籍中，如《诸病源候论》《济阴纲目》《妇人良方》《千金方》《医部全录》《金匮要略》《景岳全书》《傅青主女科》等均有记载。例如“妇人月水不通者，……风冷邪气客于胞内……致胞络内经血气不通故也。”“妇人月水不断，淋漓腹痛，……或因经行而合阴阳，以致外邪客于胞内，滞于血海故也。”“女人月水不调，由风邪乘虚客于胞中而伤冲任之脉。”“带下之证，起于风气寒热所伤，入于胞宫，从带脉而下，故名为带。”“胞宿有冷，而妊娠血不通，冷血相搏，故痛也。”“女子风寒在子宫，绝育十年无子。”这些均说明妇女月经不调、带下病、妊娠腹痛、不孕症等病的病变部位多在子宫。

5. 子宫是妇科部分疾病辨证论治的基础

以子宫作为妇科病变之所进行辨证论治的方法很多，归纳起来，大致可分为：“暖宫温脏”以除子宫之风寒；“补宫养血”以实子宫之精气；“破宫之坏血，荡胞中之恶物”以祛除子宫之瘀滞；“理胞中之气”以行胞宫之气血等。其中药物之多，剂型之广，是可观的。用之于临床，屡收捷效。

二、典型医案

1. 医案一

张某，女，27岁，工人。

婚后3年未孕，男方检查精液正常。曾在他院治疗半年无效，遂来中日友好医院诊治，患者月经初潮15岁，周期28～30天，血量较少，色黑，4～5天净，行经时小腹冷痛。平素腹冷如扇，白带清稀，量中等。舌质淡红，苔薄白，脉沉细。妇科检查：外阴发育正常，子宫稍小，后倾位，无压痛，双侧附件阴性。子宫输卵管造影示：双侧输卵管通畅。辨证为宫寒不孕，方用艾附暖宫汤加减。处方如下：

生艾叶 5g　香附 10g　附片 10g　党参 30g　当归 20g　白芍 10g　熟地 10g　川芎 10g　肉桂 5g　紫石英 20g　川断 30g　甘草 10g　6 剂

药后腹冷衰其大半，继以原方去附片、肉桂加鹿角胶、紫河车，调治 3 个月经周期，终于停经受孕，平产一男婴。

按：方中绝大部分为暖宫温脏之药，入肾而通冲任，肾中阳气充足，胞宫得以温煦，寒邪自除，乃能摄精受孕。

2. 医案二

马某，女，28 岁，售货员。

患者 1993 年 6 月在某院分娩，因宫缩无力，第二产程延长，行会阴侧切，胎儿吸引器助产。产后阴道出血较多，伴有腹痛，轻度发热，体温 38.3℃，邀许老会诊。当时患者腹痛拒按，在腹部脐下二指可叩及子宫，挤压时子宫有血块排出，血块排出后腹痛减轻。会阴伤口无红肿，无分泌物。舌质稍淡，苔薄白，脉细滑无力。辨证为产后气虚宫缩无力所致的血瘀留滞而引起的腹痛，治以益气缩宫汤（自制方）。处方如下：

党参 100g　当归 10g　川芎 10g　白术 30g　枳壳 15g　三七粉（分冲）3g　生黄芪 30g　益母草 30g　3 剂

药后血量减少，腹痛消除，又进 3 剂血量更少，呈粉红色。

按：该患者缘气虚所致的血瘀腹痛，故方中重用党参、白术、黄芪以增强子宫收缩功能，又辅以枳壳、益母草缩宫祛瘀，更佐以养血、活血、止血之当归、川芎、三七粉。本方是补中有行，行中有止，看起来它们是对立的，但疗效又是统一的。

3. 医案三

汪某，女，19 岁，学生。

患者 13 岁月经初潮，周期 20 ～ 25 天，行经 3 ～ 4 天，无痛经。近两年每于经前 1 ～ 2 天出现乳房、小腹胀痛，渐次加重，有时需卧床休息。月经 28 ～ 32 天一次，每次带经 5 天，血量中等，中夹少量血块。舌质正常，形体较瘦，脉细弱。辨证为气滞血瘀型痛经，遂予疏肝理气、活血化瘀之剂。处方如下：

柴胡 10g　当归 10g　白芍 10g　赤芍 10g　枳实 10g　丹参 20g　三七粉（分冲）3g　生甘草 10g

嘱每月经前服 3 剂，连服 3 个月。

按：本方是用四逆散加味而成。方用四逆散疏肝理气，当归、白芍养血调肝，丹参、三七化瘀止痛。

4. 医案四

周某，女，27 岁，售货员。

患者婚后 3 年未孕，男方精液检查正常。患者 18 岁月经初潮，周期后延，血量少。21 岁时曾闭经 1 年，经中西药治疗后月经复潮，但经量仍少，周期 50 ～ 80 天，带经 2 ～ 3 天。平素白带极少，性欲淡漠。身体渐渐发胖，舌质正常，脉濡细。妇科检查：子宫发育不良。辨证为精血亏损，冲任不足。当予补益肝肾，以促进子宫发育。处方如下：

党参 30g　鹿角胶（化兑）10g　熟地 10g　紫河车 10g　川断 30g　当归 20g　白芍 10g　生黄芪 30g　益母草 30g

患者以上方连服 3 月而孕。

按：本方纯是大补精血之品，故奏效甚捷。

三、体会

综上所述，子宫之所以作为妇女的一个特殊器官，完全是由它自身的特殊功能所决定的。子宫在《内经》中属于奇恒之腑，既具有脏的“藏而不泻”的功能，又具有腑的“泻而不藏”的功能。两种功能循环往复，以至绝经。它的生理功能主要体现在：一主产生月经；二主孕育与分娩胎儿及排出恶露；三主生理带下以濡润阴道。它的这种特殊功能是机体内其他任何一个脏腑、器官所不可能具备的，有它才能体现妇女生理病理特征。子宫的生理活动又与脏腑、经络、气血分不开，通过经络把五脏与子宫相连，形成一个统一的整体。妇科的经、带、胎、产诸疾，其病变部位多在子宫，故治疗妇科疾病应抓住子宫作为病变中心这一环节，通过调理脏腑、气血、经络来改变子宫的病理变化。

中医妇科证候鉴别诊断

一、冲任虚衰证

1. 概述

冲任虚衰证，是指冲任虚衰导致生殖机能衰退而出现的一系列症状而言。其虚衰之产生，多因后天冲任损伤或先天冲任未充等因素所导致。

冲任虚衰证在妇科疾患中比较多见，具体表现有经行延后、经血量少、经水闭止、孕育不能等。

本证常见于“月经后期”“月经过少”“闭经”“不孕”等疾患。

本证应与“冲任不固证”鉴别。

2. 鉴别

（1）本证辨析　冲任与肾的关系极为密切，例如《素问·上古天真论》曰：“女子七岁，肾气盛，齿更发长。二七而天癸至，任脉通，太冲脉盛，月事以时下，故有子。”《素问·奇病论云》：“胞络者系于肾。”由于冲脉、任脉都根于肾脏，因此冲任虚衰证在临床上都具有肾虚的表现，其可分两种：一是冲任脉病特有的临床表现，如月经初潮年龄较迟、经事后延、量少色淡、月经闭止、不能受孕或孕后又易流产，甚至肥胖、多毛、浮肿、泌乳等；二是以全身症状为主，如性欲淡漠、腰膝酸软、头晕耳鸣、舌淡苔白、脉沉细或沉迟等。

因肾虚的程度不同，故冲任虚衰证所表现的主症亦有轻重之分。其轻者首发症状是以月经后期或月经过少为多见，如因失治或治疗失当，导致冲任衰竭，则可发展为闭经。其重者亦可首发闭经。而不孕症则多是上述诸症的并发症。月经后期是以月经周期延后为主症；月经过少是以经血量少为主症；闭经是以月经不通为主症，或兼有面色晦暗，或面生黄褐斑，或兼肥胖、多毛、浮肿、溢乳、毛发脱落等症。月经过少症多出现在月经后期向闭经演变的过程中。闭经者经过治疗，如果月经再次来潮，则往往转变为月经后期或月经过少症。若经闭较久，则提示冲任衰竭，常使体内阴阳平衡失调，而发生烘热、出汗、畏寒、心悸、情绪不稳定、易激动、精神紧张、失眠、眩晕、耳鸣、困倦、身痛等变证。上述诸症，治疗均以调补冲任为主，方用当归地黄饮（《景岳全书》）加味。如患者为痰实之体，则兼见肥胖、多毛、浮肿等症，此痰系由肾虚不能蒸腾津液所致，治疗宜用补肾化痰法，方用鹿角霜饮（《中医症状鉴别诊断学》）。以上所举治法，仅是三症治疗的一般法则，其所形成的原因还包括其他因素，如冲任气滞、冲任瘀阻等，但这些证候往往有肾气不足之内因。因此我们必须注重证候的分析，才能正确认识冲任脉虚衰证。

本证的发生，还与人的年龄、体质、季节气候、地域环境等因素具有相应的关系。根据临床所见，此证多见于妇女青春期以及寒带地区、低温条件下作业的妇女，而且冬季发病较多。因此，在诊治本证时，要掌握年龄和季节变化的因素，因人制宜，因时制宜。此外，产后大出血导致冲任骤然衰竭而引起的闭经，尤宜及时治疗。

（2）类证鉴别　冲任不固证与冲任虚衰证：两者均为肾之虚证。其病因多为先天肾精不足，冲任未充；或因早婚多产，房事不节，导致肾气虚衰而引起。由于肾脏精气不足，肝血不荣，故两者均可出现性欲淡漠、腰膝酸软、头晕耳鸣、舌淡苔白、脉沉细等症。但两证的病机不同：前者是以肾气不足为主，气虚则冲任不固，经血失约，故而发生“月经先期”“月经过多”“崩漏”“漏胎”“小产”“恶露不绝”“带下”等症；后者是以肾精不足为主，精虚则冲任失养，血海空虚，故而发生“月经后期”“月经过少”“闭经”“不孕”“阴道分泌物减少”等症。两者一重在气，一重在精，治疗应有所侧重。但精由气生，气赖精化，两者之间存在着依存、互根、转化的关系。故张景岳说：“善治精者，能使精中生气；善治气者，能使气中生精。”这确是临床经验之谈。

3. 文献选录

《素问·上古天真论》："任脉虚，太冲脉衰少，天癸竭，地道不通，故形坏而无子也。"

《妇人良方》："妇人病有三十六种，皆由冲任劳损而致。"

《妇人大全良方》："肾气全盛，冲任流通，经血既盈，应时而下，否则不通也。"

《圣济总录》："妇人所以无子者，冲任不足，肾气虚寒也。"

《妇人大全良方》："妊娠胎动不安者，由冲任经虚，受胎不实也。"

二、冲任不固证

1. 概述

冲任不固证，是指冲任气虚，导致冲任功能不足，不能制约经血（包括阴液）而出现的一系列症状而言。本证可由心、肝、脾、肾之病变所累及，亦可由本身直接损伤所引起。

冲任不固证的主要症状有月经过多、带下清稀如注、妊娠下血、堕胎、恶露过期不止等。

本证常见于"月经先期""月经过多""崩漏""带下""漏胎""小产""恶露不绝"等诸疾患中。

本证在临床上应与"冲任虚衰证"相鉴别。

2. 鉴别

（1）本证辨析　子宫不正出血是本证（除带下外）的各个症状所共有的病理表现，但由于这种出血出现在不同的疾病中，故其兼症互异。如子宫出血出现在"崩漏"中，往往是子宫出血与停经交替出现，且兼有经期延长、血量增多以及气血虚弱等症状。多数患者伴有不孕或流产史。这种出血若见于妊娠期，则多发生在孕28周以前，尤多发生在孕6～10周（因胎儿与母体连系不很坚固），并伴有轻微腹痛、腰酸等症，其出血量少、色褐。若出血量超过月经量，阵发性腹痛加剧，继则胎水流出、胎儿及胎盘组织完全排出，阴道出血减少或停止者，称为小产。产后超过4周，恶露仍淋漓不断者，谓之恶露不绝。同为出血，患病对象不同，病情有深浅之异，不可不辨。冲任不固引起的带下，以带下清稀如水、色不黄、气不臭为其特有症状，间或伴有腰痛如折、小腹发凉、尿频等症状。上述诸症，皆属虚证，缘于肾虚亏损，冲任失守，治当益肾气、固冲任，可用张锡纯之寿胎丸（《医学衷中参西录》）随证加减。

崩漏多发生于青春期和更年期的妇女，前者多缘肾气不充，冲任不固，后者多以肾气虚衰为本。在一年四季中以夏季发病率最高，春季次之。气候炎热地区尤易罹患。其在冬季治疗者，疗效常比夏季好。漏胎与小产，则多见于青年妇女及屡次滑胎的妇女，其病多发生在12周以前。而恶露不绝则多发生在体弱（子宫复旧不良）或产后过劳的妇女。

崩漏出血，耗血散气可成心脾两虚之证，或成虚脱。漏胎，久漏不止，多数演变为小产症，部分可演变为胎死不下症。恶露不绝，损耗阴血，有时可出现血晕。上述四症，皆损耗精血，常使冲任失养，而引起月经后期、量少及闭经。带下缠绵不愈，伤及肾精，殃及冲任，常导致不孕。

（2）类证鉴别　冲任虚衰证与冲任不固证：两者主要区别就在于子宫“出血”与“不出血”。前者表现为应出血而不出血，如月经周期后延、月经血量过少、月经闭止不行等；而后者则表现为不应出血而出血或出血应止不止，如月经周期提前、月经血量过多、月经持续时间过长、妊娠期间出血、产后恶露不止等。

3. 文献选录

《妇人大全良方》："妇人月水不断，淋漓腹痛，或因劳损气血而伤冲任。"

《证治准绳·女科》："劳伤气血，冲任虚损，月水过多。"

三、冲任瘀阻证

1. 概述

冲任瘀阻证，是指瘀血凝结冲任，导致经气阻滞而引起的一系列症状。凡外感风寒、内伤生冷、七情郁结等均可为瘀结产生之因素，产后恶露未净亦可导致瘀血凝结。

本证的主要临床症状是或月经提前，或月经错后，或经行腹痛，或漏下不断，或经闭不行，或恶露过期不止，或少腹癥瘕。

本证常见于"月经先期""月经后期""痛经""崩漏""闭经""癥瘕""恶露不绝"等疾患。

本证应与"冲任瘀湿凝结证"相鉴别。

2. 鉴别

（1）本证辨析　月经失常为本证的主要特征。由于瘀血程度轻重不同，见症有别。如本证见于月经先期，则经行量少，不畅，血色紫黑，有块，或伴轻微腹痛；见于经行后期，则月经量较少，色暗有块，小腹疼痛；见于痛经，则经前或经期小腹剧痛，经行量少，不畅，有血块，或呈烂肉片状，下腹痛减轻；见于崩漏，则下血量多，夹大血块，块下腹痛顿失，或小量出血不止；见于闭经，则小腹坠痛，拒按，白带较多；见于癥瘕，则见症不一，或月经量多，或带经期长，或经行腹痛难忍，或月经无变化；见于恶露不绝，则小量持续出血，有时流出烂肉样物。由于瘀血阻滞，后天生化之气血无以下行，先天精气阻而不通，于是冲任瘀阻，呈现本虚标实之候。其治疗应分别按瘀血与正虚的不同程度选方遣药。临床一般认为月经先期、月经后期与闭经多属轻微瘀结，用桂枝䗪虫汤（《中医症状鉴别诊断学》）即可速散；而崩漏则属虚实并呈，只宜消补兼施，可用化瘀止血方（《中医症状鉴别诊断学》）缓行其瘀；痛经、恶露不绝症属瘀滞不下，可用缩宫逐瘀汤（《中医症状鉴别诊断学》）扶正祛瘀；癥瘕证属宿瘀固结，难以速散，宜用桂枝茯苓丸（《金匮要略》）加味缓图消散。总之，临证施治务必辨明标本虚实，着眼阴阳气血，或消或补，或消补兼施，重在攻不伤正，补不呆滞。

月经先期、月经后期、痛经多发生于青年妇女，这与经期不注意摄生或经期剧烈运动易成血瘀有关。崩漏、闭经常发生于肾虚患者，故其症状虽见瘀象，亦是本虚标实。此瘀阻冲任乃系冲任之标病。另外，七情内伤、环境改变亦可成为痛经、闭经或月经后期的诱因。癥瘕常发生于 30 ～ 50 岁的妇女，20 岁以前和 50 岁以后则较少见，其为病与情志因素和冲任失调密切相关。

冲任瘀阻证，如瘀结日久，可成癥瘕。若病程过长，有时可出现气血亏虚，或脾虚不运，血不养心等症状。

（2）类证鉴别　冲任瘀湿凝结证与冲任瘀阻证：前者多缘经期或产后摄生不慎，病邪乘虚内侵冲任，致气血运行不畅，瘀湿留聚所造成；或因脏腑功能失常，冲任失调而引起。而后者的发生则多因七情内伤，肝气郁结，气血运行不畅；或产后胞脉空虚；或经期血室正开，风寒乘虚侵袭，凝滞气血；或恼怒伤肝，忧思伤脾，脏腑失调，气血不和；或经期、新产后伤于房事，瘀血凝聚于冲任而成。但瘀血内结，阻碍气行，亦可形成水湿，所以血瘀之证多夹水湿。因此，两者在病因、病机方面的鉴别比较困难。在临证时应结合症状和体征详细检查。其证候鉴别要点是：瘀湿凝结者常以“带下”为主，而瘀阻者则常以“腹痛”为主。如已成癥瘕，则前者位于少腹（“附件”），质较软，形状规则，大小不一，生长较速或增大不明显，月经一般正常。而后者则位于中下腹（“子宫”），质较硬，形状不规则，一般较小，生长缓慢，月经规则，或不规则阴道出血，或月经过多，或严重痛经。

3. 文献选录

《素问·骨空论》：“任脉为病，男子内结七疝，女子带下瘕聚。”

《素问·骨空论》：“冲脉为病，逆气里急。”

《医学衷中参西录》：“血瘀冲任则可闭经。”

《临证指南医案》：“冲脉为病，用紫石英以镇逆，任脉为病，用龟板以静摄。”

四、冲任瘀湿凝结证

1. 概述

冲任瘀湿凝结证，是瘀血凝结冲任，蕴而生湿引起的一系列症状。本证多因正气不足，病邪乘虚侵入冲任所致，或因情志内伤，脏腑功能失常，冲任失调而引起。

本证主要临床症状为下腹一侧或两侧疼痛，拒按，但亦有无疼痛者；或少腹癥瘕，带下量多，色白或黄，或赤白相兼；或月经异常及不孕等。

冲任瘀湿凝结证，常见于“崩漏”“痛经”“带下”“癥瘕”“月经不调”“不孕”等病症。

本证应与“冲任瘀阻证”鉴别。

2. 鉴别

（1）本证辨析　瘀湿凝结冲任是发生多种妇科疾病的原因，但由于瘀湿凝结的起因和凝结部位的不同，临床症状迥异。如本证由经期或产后正虚，摄生不慎，致病邪侵入胞宫或胞脉，常引起子宫出血、下腹疼痛、拒按，常在劳累、性交后、排便时及月经前后加重，带下量多，甚至胞脉积水，形成长圆形包块，一般无活动性。治宜调气活血，利湿清热，药用柴胡、枳实、赤芍、甘草、丹参、三七粉、葛根、败酱草、生薏苡仁、益母草等。若因肝脾功能失调，冲任气郁不化致血湿聚积，形成囊样肿块，则形状与活动性和前者不同，此肿块多呈球形，可移动，无压痛，肿块大小不一，往往伴有小腹下坠不适。本证早期多无症状，不易被发现。治宜活血利湿，化瘀消癥，方用桂枝茯苓丸（《金匮要略》）加莪术、芫花、生黄芪。如伴有血虚、浮肿者，可用当归芍药散（《金匮要略》）加桂枝、益母草。前者多发生于已婚及35岁以上的妇女，而未婚的妇女则较为少见。后者可发生于任何年龄，但大多数发生于冲任功能最旺盛的时期，以30～40岁最多。本证迁延日久形成胞脉阻塞，可发生不孕，若导致冲任失调时，则周期不规则。若两侧俱患有肿块，可致闭经。

（2）类证鉴别　冲任瘀阻证与冲任瘀湿凝结证：两者均可发生肿块，但肿块发生的部位不同。前者位于胞中，按之硬，形状不规则，较小，生长较慢，月经多不规则；后者位于宫旁（外侧），质较软，形状呈圆形或长圆形，大小不一，生长较速，月经大多正常。

3. 文献选录

《傅青主女科》：“血海太热则血崩，寒湿搏结冲任则为痛经。”

《圣济总录》：“冲任不能循流，血气蕴积，冷热相搏，故成带下。”

《难经》：“带脉之为病，腹满，腰溶溶若坐水中。”

五、冲任热证

1. 概述

冲任热证，是指热客冲任，与血相搏而出现的经血失守、湿热壅盛以及气血瘀滞等临床表现。本证多因素体阳盛，肝火内炽，或邪毒内侵，直伤冲任所致。

本证主要临床表现为月经量多，带经期延长，或不规则出血，月经闭止，经期衄血，下腹疼痛，带下增多，不孕，产后高热，下腹内有结块。

冲任热证常见于“月经先期”“月经过多”“经期延长”“经行鼻衄”“产后发热”“恶露不绝”“带下病”等疾病中。

本证应与“湿热下注冲任证”相鉴别。

2. 鉴别

（1）本证辨析　冲任热证，有虚有实。虚热可由素体阴虚，或久病失血伤阴，阴虚阳盛而引起。实热可因素体阳盛，或过食辛辣助阳之品，或情绪过激，肝火内炽所导致，亦可因感染邪毒，损伤冲任，或经期、产后患热病，热伤冲任而发生。由于本证之热有虚实之异，且出现于多种疾病之中，故其临床表现各不相同，治法亦不一样，必须加以辩析。如月经先期出现实热证，表现为经量多、色深红、质稠黏、脉象滑数，为素体内热，热扰血海所致，治宜清热凉血，佐以调气活血，用芩连四物汤（《医宗金鉴》）加制香附；如月经先期出现郁热证，表现为经量或多或少、色红或紫或夹有小血块、经行不畅，常伴有经前乳房、胸胁、小腹胀痛，脉弦滑或弦数，为七情过激，郁而化火，迫血妄行所致，治宜解郁清热，用加减丹栀逍遥散（《中医症状鉴别诊断学》），年轻者宜加紫河车 10g；月经先期出现虚热证，表现为经血量少、色红、头晕失眠、腰酸、舌红苔少、脉象细数，为阴虚阳盛，阳盛则热，热迫血行所致，治宜滋阴清热，用两地汤（《傅青主女科》）加甘草；如月经过多出现实热证，表现为经来量多、色深红、质稠、有小血块、脉象细滑而数，为冲任伏热，热迫血行所致，宜清热凉血，佐以化瘀止血，用犀角地黄汤（《千金方》）加三七粉、桑叶；如经期延长出现实热证，表现为经行淋漓不净、量少色红、脉细滑或细数，为热扰冲任，血海不宁所致，宜清热凉血，佐以化瘀，治宜用前方加丹参、三七粉；如崩漏出现实热证，则表现为不规则出血、出血时间长、出血量时多时少、脉细数或细滑，为冲任郁热，血失所藏而致，治宜清热凉血，佐以止血，用方同前，可加炒槐花、三七粉，若年轻者宜加鹿衔草 20 ～ 30g；如血枯经闭出现虚热证，常表现为原发性不孕、下腹疼痛、盆腔包块、低热、盗汗、食欲不振、脉细滑或细数，为痰热痼结，累及冲任所致，治宜滋阴清热，化痰软坚，用消瘰丸（《医学心悟》）合四逆散（《伤寒论》）加百部、生地榆等；如经行鼻衄出现实热证，多系经前期衄血、月经量少，或伴心烦、口苦、脉滑，但有些患者除经期衄血外，毫无自觉症状及客观体征，为冲任热甚（经前冲气较盛，血热益甚），迫血上溢所致，治宜清热凉血，理气顺经，用引经汤；如产后恶露不绝出现实热证，常表现为恶露量较多、色紫红或如败酱、质稠黏、有臭味、下腹痛、拒按、脉细数无力，为邪毒感染，热郁冲任所致，治宜清热解毒，用人参败毒饮；若产后发热出现实热证，表现为发热恶寒、小腹疼痛、拒按、恶露量多或少、有臭味、舌红苔黄、脉细数有力，为产后正虚，邪毒乘虚侵入胞中所致，治宜清热解毒，凉血化瘀，用银翘解毒饮，高热者加紫雪丹3g；如带下病出现湿热证，表现为带下色黄稠黏或如脓样、有腥臭味、小腹坠痛、脉正常或细滑，此为湿热下注，搏结冲任所致，治宜清热利湿，佐以活血，用清热止带汤，若黄带特多者加枳壳、桔梗。

冲任热证可发生于任何年龄的妇女，但以青春期和生育期为多，尤其是生育期，因孕、产、乳耗血伤阴，肝火易炽，或因房事不洁，引起感染。其常表现为月经不调、经血量多、出血时间长、色红质稠、发热腹痛、带下增多、舌红、脉滑数等。

冲任热证在病机的发展演进过程中，常伴见4种情况：一是由于热为阳邪，耗血伤阴，往往导致阴虚阳亢，出现发热（多为低热）、消瘦等症；二是由于热邪伤气，气伤则津液不布而生湿，湿与热并，而致带下增多；三是气伤则血行不畅而生瘀，血行受阻，导致腹痛；四是病久正虚，瘀湿不化，积而成癥。

（2）类证鉴别　湿热下注冲任证与冲任热证：两证都属热证、实证，因此临床上都见月经过多、色红紫、带黄、量多等。然湿邪为病，其性秽浊，与邪热相搏于冲任，症状与冲任热证又有不同，如月经量多、色深红或紫黑、有臭气、质浓稠而间杂带浊、外阴瘙痒、行经前后带下增多、或黄或赤或呈黄绿色、稠而臭秽，并见面垢、身重、舌红、苔黄腻、脉滑数等，可资鉴别。

3. 文献选录

《妇科经纶》："妇人不孕属冲任伏热，真阴不足。"

《傅青主女科》："夫黄带乃任脉之湿热也。"

六、冲任寒证

1. 概述

冲任寒证，是指寒凝冲任或素体阳虚导致血行不畅而引起的一系列症状的总称。

本证主要临床表现为下腹痛，经前或经后小腹冷痛，或月经后延，或月经闭止，或宫寒不孕，或产后小腹疼痛等。

冲任寒证常见于"痛经""月经后期""闭经""不孕""产后腹痛"等疾病中。

本证通常应与"冲任瘀阻证"相鉴别。

2. 鉴别

（1）本证辨析　冲任寒证可分虚实两类，实证源于外寒之邪直客冲任，虚证源于素质阳虚，寒从内生。而前者往往有不足之内因。因有实寒、虚寒之别，故其临床表现与治法亦不尽相同，必须加以辨析。如痛经出现虚寒证，则多表现经后小腹微痛、得温可减、经血量少色淡（或暗滞）、混有小血块、手足不温、舌质胖淡或紫暗、脉沉细等症状；此由肾阳不足，冲任虚寒，瘀血阻滞所致；治宜温经散寒，养血祛瘀，方用温经汤（《金匮要略》）。若痛经中出现实寒证，其临床表现每以经期腹痛剧烈，尤以经期第一天为甚，甚则面唇皆白、肤冷自汗、发生昏厥，伴经血量少、血色紫暗有块、块下则疼痛减轻等为其特点；此多因经期受寒饮冷或淋雨涉水，寒邪客于冲任，致经血为寒所凝，运行不畅而引起；治宜温经散寒，活血逐瘀，方用少腹逐瘀汤（《医林改错》）。若月经后期病中出现虚寒证，常以月经量少或点滴即净、血色淡或褐、量少、小腹空痛或酸坠以及腰膝酸软等为其临床特点；此多由肾阳不足，精血衰少，血海不能按时满溢所致；治宜温补肾阳，兼养精血，方用当归地黄饮（《景岳全书》）加仙灵脾、仙茅、紫河车。若月经后期病中见实寒证，则以月经色暗、量少、小腹冷痛为特点；此多由经行之际，感受寒邪，搏于冲任，血为寒凝所致；治宜温经行滞，方用温经汤（《妇人良方》）。若闭经病中见虚寒证，则可表现为形体肥胖、浮肿、多毛或形体消瘦、毛发脱落等症状；此缘于闭经日久，肾阳衰惫，或产后出血过多，真阳真阴受损，天癸枯竭所致；治宜温补肾阳，峻补精血，方用补肾养血汤（《中医症状鉴别诊断学》）加鹿茸、山萸肉，亦可加羌活 6 ～ 10g，以通督脉。若不孕症中出现虚寒证，临床表现以月经后期、量少色淡、性欲淡漠、体温偏低、面色晦暗、腰酸腿软等症状为特点；此因肾阳不足，胞宫失于温煦所致；治宜温肾暖宫，方用育孕汤（《中医症状鉴别诊断学》）加艾叶、香附。若产后腹痛出现虚寒证，常表现为腹痛而软、喜按、手足逆冷、面色青白、脉沉细或细迟等；此乃冲任空虚，血少气弱，运行无力，滞而为痛；治宜补虚行滞，方用内补当归建中汤（《千金要方》）加香附。若产后腹痛见实寒证，则以小腹冷痛、拒按为特点；此多缘产后起居不慎，风冷乘虚侵入冲任，恶血败瘀留滞所致；治宜散寒行滞，方用缩宫逐瘀汤（《中医症状鉴别诊断学》）加肉桂心。总之，本证的病因不外虚寒、实寒两个方面，但在不同的疾病中，其临床表现各有特点，临床应根据上述各个病证的特点，加以辨析。

冲任虚寒证较多发生于年高体弱者，因高龄妇女肾阳渐虚，冲任之气渐衰，极易发生月经后期、闭经、经后腹痛、不孕、产后腹痛等症。而实寒证则多见于年轻体壮者，盖自恃体强力壮，满不在乎，加之经期、产后又不知摄生，往往致寒邪侵入冲任，而引起血瘀证；其主要表现为小腹冷痛，经行量少，经行腹痛，或月经周期延后，或产后恶露留滞等症。此因人而异，治当因人制宜。

实寒证由于病程较短，身体素质较好，一般通过温经活血，即可寒除瘀散，冲任流通。但如迁延失治，阳气内损，或寒邪伤阳太过，亦可演变为虚寒证。而虚寒证则病程较长，病情较为深重，只宜温补缓调。若温补太过，阴液受损，或病久阴液内耗，则虚寒证可以进而发展成阴阳两虚证。临床上除虚寒证的各种表现外，尚有五心烦热、口干咽燥、面部潮红、舌质红润、脉细滑等虚热证的症状，两者不难区别。

（2）类证鉴别　冲任瘀阻证与冲任实寒证：两证的病因病机、临床表现十分相似，瘀阻证的部分证候可以是实寒证的进一步发展，但亦有一定的区别。从病因而论，实寒证多由于经期、产后冲任空虚，外寒直客所致。阳气被伤，则冲任之气不振，血海不能按时满溢，故月经后期，血为寒凝，运行不畅，而致痛经、产后腹痛。然瘀阻证的发生虽然与外寒损伤冲任有关，但其绝大部分还是由七情内伤，脏腑功能失调，殃及冲任，或由冲任本身失调所引起。再则瘀阻证病程较长，大多有形可征，但实寒证有所不同。且实寒者见寒象，瘀阻者寒象不显，两者亦异。

3. 文献选录

《妇人良方》:“妇人月水不调，由风邪乘虚客于胞中，而伤冲任之脉。”

《妇人良方》:“妇人月水不调，由劳伤气血，体虚而风寒客于胞内，伤于冲任之脉故也。”

《妇人良方》:“妇人经来腹痛，由风冷客于胞络冲任，或伤手太阳少阴经，用温经汤、桂枝桃仁汤。”

《陈素庵妇科补解》:“血得热则行，得寒则凝。妇人或经行，或产后，或病久体虚，风冷乘虚而入，客于胞门，久则必伤冲任，为沉寒痼冷之疾。”

中医妇科常用治疗大法与代表方剂

脏腑、气血、经络是维持和调节妇女生理活动的基础，若脏腑失常，气血失调，冲、任、督、带损伤，则会导致各种妇科疾病的发生。调理脏腑，尤其是调理肝、脾、肾三脏是治疗妇科病的关键，这是因为妇科经、带、胎、产等特有的疾病虽然是通过冲任督带，尤其是冲任二脉直接或间接的损伤所表现出来的，但从经络来看，冲、任、督、带并不是独立的经络，它附属于脏腑的奇经八脉，脏腑发生的病变会通过正经累及奇经，病发于外在奇经，也会累及正经或由正经向脏腑传变。从生理功能来看，冲为血海，而血的来源依赖脾胃之生化与肝的调节；血的贮存与分布依赖肾的闭藏和脾的统摄；任脉虽主胞胎，但气血、津液、阴津均源于脾胃的生化，而孕育和系胎又依赖于肾气的盛衰。所以，冲任二脉的功能实际上是肝脾肾三脏功能的体现。另外，气血失调所发生的病变，究其根本仍应归结于脏腑，因气血的功能与物质均来源于脏腑，脏腑安和，则气血调畅。所以，脏腑功能失调，尤其是肝脾肾三脏病变，是妇科病发生的主要原因，调肝、健脾、补肾是妇科病的治疗大法。下面根据肝脾肾三脏的生理功能及对妇科病的影响，谈谈妇科临床最常选用的方剂及组方特点。

一、调肝

肝属风木，喜条达，为藏血之脏，体阴用阳，为冲任二脉之所系。妇女经、孕、产、乳等生理活动均以血为用，以血为本，肝脏功能失调可导致多种妇科疾病。根据肝脏的生理特性，调肝包含养肝血和疏肝气两方面，妇科代表方为逍遥散（柴胡 10g，当归 10g，白术 10g，茯苓 10g，白芍 10g，甘草 6g，薄荷 6g，生姜 3 片）。若以肝血虚为主，常用方为四物汤（熟地 10g，当归 10g，白芍 10g，川芎 10g ）；若偏于肝气郁，则在养肝血基础上，加用平和理气药。

逍遥散为调肝代表方，当归、白芍养肝血，柴胡疏肝气，茯苓、白术扶土以生木，适用于肝郁血虚、脾失健运所致的各种妇科病。鉴于妇女经、孕、产、乳血不足而气有余的特点，逍遥散组方尤为适合于治疗妇科病，方以当归、白芍两味养肝血，而柴胡一味疏肝气，体现了妇科病治疗以养血为主，肝血得养则肝气不郁的治肝特点，这在妇科治肝用药上尤为重要。若过于疏肝，会使肝阴愈虚而肝气愈郁，即使临床肝郁症状表现明显，也应选用平和的理气药，如制香附、合欢皮、萱草、炒薄荷、黑芥穗等，使其理气而不伤血。若伴肠胃胀气，可选用佛手、香橼皮、橘叶等较为平和的理气药。

柴胡、当归、白芍是妇科临床最常用的调肝药。三药用量应根据病情需要加以调整。若月经提前伴肝郁，柴胡用量宜小，用 3 ～ 5g 或用醋柴胡，以防辛开助血妄行，反之则用量加大，一般为 10g。当归、白芍两药一动一静，剂量不同，疗效亦有变化，若月经提前、量多，白芍用量应大于当归，反之当归用量大于白芍，当归最大量可用至 30g。若临床未见脾虚症状，可不必选用茯苓、白术。若肝郁症状较重，可加薄荷以助柴胡疏肝。

四物汤为补肝代表方，有养肝血、柔肝体之意。方中以熟地、白芍养血柔肝；当归、川芎养血活血，两相结合，有补有泻，补而不滞，为妇科补血活血的良方。临床应用可视补血、活血孰轻孰重，在药味和剂量上加以调整：若以补血为主，重用熟地、白芍，可加砂仁以防滋腻碍胃；若以活血为主，则重用当归、川芎，稍加白芍养血收敛，防止活血太过而伤阴血。

二、健脾

脾为后天之本，气血生化之源，主运化、统血及升提气机，与妇女生理、病理有密切关系。若脾功能失调，亦可引起多种妇科疾病。健脾代表方有归脾汤（人参 10g，白术 10g，黄芪 20g，茯神 10g，当归 10g，远志 10g，龙眼肉 10g，酸枣仁 10g，木香 1.5g，生姜 3 片，大枣 6 枚）、完带汤（人参 10g，白术 10g，山药 15g，苍术 10g，陈皮 10g，甘草 6g，柴胡 5g，白芍 10g，荆芥穗 5g，车前子 10g）、补中益气汤（人参 10g，白术 10g，黄芪 20g，当归 10g，陈皮 10g，升麻 3g，柴胡 3g）。

归脾汤是妇科补血、治疗贫血的代表方，临床常用于治疗脾虚不摄引起的月经过多、崩漏并继发贫血者。方中以四君子汤（党参10g，白术10g，茯苓10g，甘草6g）加黄芪补气摄血，配合远志、酸枣仁、龙眼肉养血安神；木香一味为引经药，引大队补药归于脾经，全方共奏补气摄血、养血安神之功。

完带汤临床用于治疗脾气虚弱、带脉不固的带下病，属于身体虚弱造成的功能失调性带下，无生殖器炎性指征，临床表现为带下清稀无味、连绵不断。在应用此方时，常加用鹿角霜、菟丝子、覆盆子等温肾止带之品。

补中益气汤临床常用于治疗阴挺。因气虚可引起子宫韧带松弛，造成子宫及阴道黏膜脱垂，补脾可加强升提子宫作用。方中以人参、黄芪、白术、甘草健脾益气；当归、陈皮活血行气，有补必兼行之用；升麻、柴胡稍用以助升提，用3～5g即可，不可过量，因参芪术草等甘温之药皆具上升之性，若过用升药，可引起头晕。方中亦可加枳壳、益母草促进子宫收缩。枳壳配方中白术，亦称枳术丸（白术30g，枳壳30g），有很强的收缩子宫的作用。

三、补肾

肾为先天之本，乃水火之脏，是人体生长、发育、生殖的根本。肾是天癸之源，为冲任之本。女性肾气盛，肾阴肾阳平衡，则任通冲盛，体健经调，胎孕正常。反之，则经、孕、胎、产诸病丛生。肾在女性生理和病理上有着特别重要的作用。妇科补肾代表方为左归丸（熟地10g，山药15g，山茱萸10g，枸杞子20g，川牛膝10g，菟丝子30g，鹿角胶10g，龟板胶10g）、右归丸（熟地10g，山茱萸10g，山药

15g，枸杞子 20g，菟丝子 10g，鹿角胶 10g，杜仲 10g，当归 10g，肉桂 5g，制附子 10g）、五子衍宗丸（枸杞子 20g，菟丝子 30g，五味子 10g，沙苑子 20g，车前子 10g）。

由于肾的主要功能是藏精，只宜封藏，不宜泄漏，故治肾应以补益为法。肾阴虚宜甘润壮水以滋养；肾阳虚宜甘温益气以温煦。但在用药上还应考虑到肾为水火之脏，阴阳互根，“善补阳者，必于阴中求阳；善补阴者，必于阳中求阴”。因此，左归丸、右归丸是妇科临床最常用的补阴以配阳、补阳以配阴的方剂。在补肾阴和补肾阳的药物搭配上，一般可采用“三七开”的原则：补肾阴用七分阴药，三分阳药；补肾阳用七分阳药，三分阴药。

五子衍宗丸为平补肾阴肾阳之剂。原方以枸杞子、五味子滋补肝肾；菟丝子、覆盆子温肾益精。四药虽有偏重，但作用平和，无滋腻与温燥之忧；车前子通利下窍，四补一开，补必兼行。全方补肾固精，适用于肾虚崩漏、不孕等症，适宜长期服用。

在临床应用时，可以女贞子、沙苑子替代五味子、覆盆子，组成新的五子衍宗丸。因女贞子较五味子更长于滋补肝肾之阴；沙苑子温肾固摄，但温而不燥，助阳之力强于覆盆子。此方虽仍为平补之剂，但温肾固精作用更为显著。

由于肝藏血，肾藏精。肝肾同源，临床上可见到肝郁肾虚所致月经前后不定期的患者。肝过于疏泄，则月经提前、量多；肾过于封藏，则月经错后、量少，故治疗应以调肝补肾为法，代表方为《傅青主女科》中的定经汤（柴胡 10g，当归 10g，白芍 10g，山药 15g，菟丝子 15g，黑芥穗 5g）。其中柴胡、当归、白芍调肝；山药、菟丝子补肾；黑芥穗调气，有补必兼行的作用。

临床疾病复杂多变，组方应根据病情灵活运用，方剂相互搭配，以适合病情需要。如治疗大法以补益肝肾为主，则用四物汤合五子衍宗丸加减；若以调肝理脾为主，则以逍遥散加减；若以调肝补肾为主，则以定经汤加减。如此灵活应用，方可以不变应万变。

对于妇科病的治疗，除了调肝、健脾、补肾三大法则，活血化瘀也是治疗妇科病的重要方法之一。随着中西医结合研究的深入开展，活血化瘀法在妇产科领域已越来越受到重视，并广泛应用于一些疑难病症的治疗。掌握和运用好活血化瘀法，对妇科医生来说亦是十分必要的。

对于血瘀证，一般多以活血化瘀和破瘀消癥为总的治疗原则，同时配合理气、温经、凉血、软坚等辅助治疗。活血化瘀法主要针对血瘀气阻、血行滞涩之证，常用方剂为桃红四物汤（桃仁 10g，红花 10g，熟地 10g，当归 10g，白芍 10g，川芎 10g）、生化汤（当归 10g，川芎 10g，桃仁 10g，炮姜 10g，甘草 6g）或四逆散（柴胡 10g，枳实 10g，赤芍 10g，生甘草 10g）加丹参、三七等；破瘀消癥法主要针对血瘀日久，凝聚成块或阻塞脉道之证，常用方剂为瓜蒌根散（桂枝 10g，䗪虫 10g，桃仁 10g，天花粉 10g）、桂枝茯苓丸（桂枝 10g，桃仁 10g，赤芍 10g，茯苓 15g，丹皮 10g）、抵当汤（水蛭 10g，䗪虫 10g，桃仁 10g，酒大黄 10g）等。

上述两种法则是根据血瘀的不同程度而设。前者不一定为有形的瘀血，或仅仅表现为血行缓慢，不够通畅；而后者则已见有形凝块，故掌握活血药的作用强度及适用范围十分重要。若针对无形的瘀血（仅表现为血行缓慢者），一般选用当归、川芎、益母草等活血药；若有形瘀血尚不明显时，可选用桃仁、红花、蒲黄、五灵脂等化瘀药；对于有形的血块，应选用三棱、莪术、血竭、苏木等破血药；而对于有形的死血，则应选用水蛭、䗪虫、虻虫等虫类逐瘀药。

临床可以《金匮要略》中的瓜蒌根散作为逐瘀首选方，因为䗪虫是力量最强的逐瘀药，方中桂枝配桃仁、赤芍活血化瘀，配虻虫破瘀消癥，在大队活血药中加天花粉养阴收敛，以防活血太过。全方选药合理，搭配有当，是很好的逐瘀之剂。

生化汤是产后、人工流产及药物流产后常用的活血化瘀、促进子宫收缩的方剂。桂枝茯苓丸常用于治疗子宫肌瘤和卵巢囊肿，但对巧克力囊肿效果不佳。四逆散加丹参、三七等活血通络药治疗盆腔炎、附件炎、输卵管不通属气滞血瘀者，有很好的疗效。

对中西医两大学科的看法

许老认为中西医两大学科各有所长，应互相取长补短，辨证与辨病相结合。西医诊断注重局部病变，而中医诊断注重全身影响；西医治疗偏重共性，较少考虑个体差异，相同的病用同一份药，治疗规范化、程序化，而中医治疗偏重个性，量体裁衣，每个人用一份药。因此辨证与辨病的结合实际上也就是整体与局部、个性与共性的结合，既全面又有重点，可避免治疗的片面性，提高治愈率。

对于中医来讲，应尽可能多地了解和掌握现代医学知识，这是时代的需要，它可带给我们几大益处：

（1）西医的诊断可以作为中医四诊手段的补充，使我们辨证更加准确。

（2）西医的诊断可作为中医治疗前后疗效对比的证明，易使医学界所承认。

（3）指导治疗：有些病，中医诊断常无特异性症状，如“卵巢囊肿”“输卵管阻塞”等病，但B超或输卵管造影可发现阳性指征，治疗应“无症从病”，以局部辨病治疗为主；而有些病，西医检查无阳性指征，如一些妇女白带多、质清稀，但阴道涂片无异常发现，治疗则应“无病从症”，以中医辩证治疗。

年谱

1926年，许润三在江苏省阜宁县出生。

1936—1949年，许润三因自幼体弱多病，临近中学毕业时，遵父命弃读学医，拜当地名医崔省三门下，1949年受业期满，自立诊所。

1953年，许润三响应政府号召，与当地4位西医开设了阜宁县新沟区联合诊所，同年进入盐城地区中医进修班学习现代医学技术。

1956年，许润三考取南京中医学院医科师资班，系统学习1年。

1957年，许润三在北京中医学院任教，教授基础、诊断、内科等多门课程，临床带教内、外、妇、儿各科。

1957—1983年，许润三在北京中医学院附属东直门医院从事临床工作，任教研室主任、妇科副主任。

1984年，许润三调至中日友好医院任中医妇科主任、硕士生导师，带领全科医教研工作。为了办出科室特色，突出中医的优势，许老团结全科同志，对“四逆散加味治疗输卵管阻塞”进行临床研究和实验研究。1987 年该项成果通过专家鉴定，并获科研成果奖。时至今日，他还主持、承担、参与和指导“四逆散加味（通络煎）治疗输卵管阻塞性不孕症”的系列科研课题研究，并取得了丰硕成果。

1985 年，许润三被聘为北京中医药大学教授、中日友好医院临床研究所硕士生导师，先后带硕士生 3 名。

1990 年至今，许润三在中日友好医院工作，被人事部、卫生部、国家中医药管理局列为三批师带徒老中医，承担三批徒弟的带教工作。先后带徒 5 名。

1992 年 10 月，为表彰许老对医疗卫生事业作出的突出贡献，国务院为其颁发政府特殊津贴。同年，许老被中日友好医院聘为终身教授，至今仍在中日友好医院中医妇科辛勤地从事临床工作。

附录

许润三教授主要论著一览表

一、著作

1. 许润三（合著）. 简明中医诊断学 . 北京：人民卫生出版社，1959.

2. 许润三主编 . 校注妇人良方注释 . 南昌：江西人民出版社，1983.

3. 许润三（编委）. 中医症状鉴别诊断学 . 北京：人民卫生出版社，1984.

4. 许润三主编 . 中医刊授丛书・中医妇科产科学 . 北京：中医古籍出版社，1986.

5. 许润三主编．中医妇产科学．北京：中医古籍出版社，1987.

6. 许润三（编委）．中医证候鉴别诊断学·专科证候·妇科证候 // 赵金铎·中医证候鉴别诊断学．第一版．北京：人民卫生出版社，1987，7：470–477.

7. 许润三（编委）．中国传统康复医学．北京：人民卫生出版社，1988.

二、论文

1. 崩漏．中医杂志，1982，23（5）：75.

2. 克痛汤治疗外在性子宫内膜异位症．上海中医杂志，1982，（12）：15.

3. 功能失调性子宫出血辨治小结．云南中医杂志，1983，4（2）：25.

4. 从肾论治闭经．中级医刊，1984，19（2）：38.

5. 医案五则．中级医刊，1984，19（5）：36.

6. 无排卵性子宫出血的辨证论治．浙江中医杂志，1984，19（11）：494.

7. 无排卵性子宫出血的辨治验案．中医杂志，1984，25（10）：18.

8. 谈当归．中级医刊，1985，20（5）：51.

9. 四逆散加味治疗“输卵管不通”验案三则．中级医刊，1985，20（8）：52–53.

10. 崩漏．湖南中医学院学报：专辑，1985，5（4）：12.

11. 从肾论治闭经．中国医药学报，1986，1（2）：35–36.

12. 痛经的辨证与治疗 . 中级医刊，1987，22（1）：49-51.

13. 冲、任、督、带理论与实践 . 中日友好医院学报，1987，1（2～3）：102-105.

14. 四逆散加味治疗输卵管阻塞 115 例总结报告 . 中医杂志，1987，28（9）：41.

15. 冲任督带理论与实践 . 光明中医，1988，（2）：15.

16. 更年期综合征的辨证和治疗 . 中级医刊，1988，23（7）：52-54.

17. 中国关于不孕症的中西医结合研究的现况 . 神户中医（日本），1987，10.

18. 寿胎丸加味治疗先兆流产 160 例临床观察 . 中级医刊，1990，25（2）：56-57.

19. 误治一案辨析 . 中日友好医院学报，1989，3（4）：221.

20. 许润三教授临床验案 . 中日友好医院学报，1990，4（1）：24.

21. 许润三教授验案四则 . 中级医刊，1990，25（5）：62.

22. 从肾论治无排卵性不孕症 . 实用中西医结合杂志，1990，3（5）：298.

23. 谈当归在妇科临床上的应用 . 中医函授通讯，1991，10（2）：29-30.

24. 中医妇科临床系列讲座（12 讲）. 中级医刊，1992 年 9 月～1993 年 8 月连载 .

25. 子宫是维持女性生理病理特征的主要器官 . 光明中医，1994（5）：34-36.

26. 中医妇科常用治疗大法与代表方剂. 中级医刊，1998，33（7）：49–52.

27. 四逆散在妇科疾病治疗中的运用. 中国医刊，1999，34（12）：39.

许润三教授女性不孕症疗法
中医诊治思路、疗效及其影响

随着不孕症的发病率不断上升，西医学对于不孕症的诊治一直在不断进步，但诊断技术上飞速进步的同时，其腹腔镜手术助孕与试管婴儿等治疗方法因为较为昂贵，使其运用受到限制。而中医学因为效佳药廉，服用简便，强调自然受孕、助孕，深受广大患者的欢迎。自古以来，祖国医学宝库积累了丰富的治疗不孕症经验，近三十年来，随着中西医结合步伐的加快，中医越来越多地借鉴和采用了西医的诊断技术和检测方法，并在此基础上辨证施治，使治疗效果显著提高。在这样的大环境下，近二十年来，许润三教授勤求古训，锐意创新，致力于中西医结合诊治不孕症的研究，带领中医妇科的全体医务人员，以中西医有机结合为基础，在充分运用中医望、闻、问、切四诊传统辨证的基础上，采用西医相应的诊断弥补中医辨证之不足，将辨证与辨病有机结合，逐步形成了一整套行之有效的诊病思路以及中西医结合辨治规范，并创制出以经方为基础加味的一系列疗效确切的中药处方。

一、不孕症按照西医病名分类，辨证与辨病相结合思路明确

按照西医学的分类，女性不孕症的主要原因有排卵障碍、输卵管阻塞、子宫内膜异位性不孕症、免疫性不孕症等。针对不同病因，在采用西医学确切、简单易行的诊断方法确诊的基础上，许老创制出一套完整的中医辨治思路和有效方剂。

1. 排卵障碍

临床常见的疾病有闭经、功能性子宫出血、高泌乳性血症、多囊卵巢综合征、未破裂卵泡综合征、黄体功能不足等。其不孕的根本原因在于无排卵或排卵障碍，许老根据“肾主生殖”的理论认为其均应属中医学肾虚范畴，因此补肾应为治疗排卵障碍性不孕症的大法。但在临床应用时，采用基础体温、盆腔B超、内分泌检测等诊断明确后，尚需根据患者的症状、体征及病情特点，辨别阴虚、阳虚、夹痰夹瘀，治疗则各有所偏重。诊治时又将其简化为闭经和崩漏两大类疾患进行辨证论治。

（1）闭经类（包括月经稀发、月经过少） 根据患者体质和症状的不同，可分为肾阴虚、肾阳虚、肾虚痰湿3种证型。治疗闭经类疾病，需长时间服药，故而多通补交替运用，平时帮扶，中间促通。

①高泌乳性血症：主要病机为肝郁肾虚，冲任失调，气血紊乱。治疗应在补肾基础上疏肝退乳，引血下行。

②多囊卵巢综合征：主要病机以肾虚痰湿阻络为主，在补肾的基础上配伍化痰活血、通络促排卵药物，与现代医学行腹腔镜下对卵巢激光打孔促排卵有异曲同工之妙。

③甲状腺功能低下：本病主要病机为脾肾阳虚，治疗以温肾健脾法提高甲状腺功能。

（2）崩漏类（包括月经先期、经期延长） 崩漏的发病机制仍属肾虚，肝肾功能调节失调，冲任失固。子宫不规则出血为其主要表现。故治疗应首先以止血为主，血止之后，再补肾调肝，调整卵巢功能，恢复排卵。崩漏出血期，一般以气虚、血热、血瘀3种类型辨证论治。血止后，继以调整月经周期，恢复排卵，方法基本同闭经。疗程一般需3～6个月。对于黄体功能不全，一般以调肝补肾法为主，若为黄体萎缩不全，则以活血化瘀法促进子宫内膜剥脱。

2. 输卵管阻塞或通而不畅

中医文献中没有与输卵管阻塞直接相当的病名，许老根据现代医学的病理诊断，独创性地提出它应属中医的瘀血范畴。瘀血阻于胞脉（输卵管），则胞脉出现炎症、粘连而闭阻，使两精难于相搏而致不孕。由于输卵管阻塞患者在临床多无特异性症状，常因多年不孕，经西医检查而被发现，因此，一般采用中医传统辨证与输卵管局部辨病相结合的双重诊断方法，为有针对性地用药提供了科学依据。

（1）局部辨病　就是辨输卵管是炎性粘连、瘢痕钙化还是输卵管积水，从而有针对性地遣方用药。

（2）全身辨证　在局部辨病的基础上，尚需结合患者的发病诱因、症状以及舌脉进行辨证分型。临床常见有3型：肝郁血滞型、瘀血内阻型、瘀湿互结型。

（3）治疗大法　以理气活血、化瘀通络为法，通常以“四逆散加味方”为主方。

此外，根据输卵管位置的特点，运用多途径选择给药的综合疗法，采用中药灌肠与热敷从直肠局部及腹壁使药物渗透，既能直达病所，又能避免长期口服活血中药对脾胃的损伤。全身辨证用药是通过对全身脏腑气血功能的调节，纠正或改善其偏盛或偏衰，从而消除或减轻患者的全身症状。同时，人是一个有机的整体，局部的病变往往蕴含着全身脏腑气血盛衰的整体信息，而通过对全身的调节，还可以消除或减轻因全身脏腑气血功能失调所导致的局部病变；局部辨病用药则是运用现代医学的检查手段，根据局部不同的病变特点，选用相应的药物，可更直接、更有针对性地作用于病变局部，达到治疗目的。

总之，全身调理与局部综合治疗相结合，既注意该类患者的共性即胞脉闭阻，又注意到该类患者的个性即病因病性差别；既重视西医辨病，又不忽视中医辨证；多途径给药，直击病变部位，理气活血通络之功彰显无疑。在胞脉闭阻理论基础上，全身辨证与局部辨病相结合指导下的遣方用药，对提高中医治疗输卵管阻塞性不孕症这一疑难病症的疗效具有积极的意义。2002—2004 年，通过对综合治疗方案的前瞻性临床和动物实验研究，证明其临床疗效十分显著，输卵管复通率达到 78%，妊娠率为 41%（目前我国西医试管婴儿的妊娠率在 38% 左右），其中，综合方案对动物实验闭塞输卵管炎症改善最为明显。

3. 子宫内膜异位性不孕症

许老认为异位内膜的周期性出血为离经之血，应属血瘀，瘀血结于下腹，瘀阻冲任、胞宫、胞脉，阻碍两精相合则导致不孕症。治疗当以活血化瘀、软坚散结为主。由于本病疗程较长，攻伐药物久用易损伤正气，临床应根据患者的年龄、体质、月经、症状及内膜异位的不同部位，因人制宜，选方用药。对于体质好、月经规律、以痛经为主的患者，临床治疗多以活血化瘀止痛为主，但在大队活血化瘀药中要加入补气扶正之品，以防久用攻伐药物而耗伤气血。盖气愈虚则血愈滞，一味攻伐反而欲速不达；对于月经先期量多、形体消瘦的患者，临床治宜清热止血，软坚散结，使子宫内膜生长受到抑制，并同时调整月经，减少出血，软化结节；若患者体胖，体质虚寒，则治宜温通化瘀，再加活血化瘀药物；卵巢巧克力囊肿患者，一般在上述辨证基础上加活血通透之品。由于子宫内膜异位症常同时存在自身免疫反应、排卵障碍、黄体功能不全等问题，故在活血化瘀同时常应配伍补肾之品，以提高妊娠率。

4. 免疫性不孕症

许老对于该病的治疗，一般多从湿热内蕴、阴虚内热或脾肾阳虚入手。许老临床发现肝郁肾虚应为此病的主要原因。通过调肝补肾治疗，可以调整机体免疫功能，促进抗体消失。

二、行业内对不孕症诊治效果的肯定

二十多年孜孜不倦的努力，成果不言而喻。在80年代初，通络中药治疗输卵管阻塞性不孕已经通过局级课题的鉴定。随着时代的进步和发展，中药综合治疗输卵管不通的疗效已经临床科研证实效果独特，现被列为国家中医药管理局的课题进行深度开发研究，通络煎颗粒作为中日友好医院院内制剂，已经通过行业内相关专家的评审，正进行二期临床验证。许老治疗子宫内膜异位症、促排卵、改善卵巢功能、助孕等的系列中药也因疗效独特而深受患者的好评，中日友好医院妇科目前亦在进行相关的具有一定深度的科研课题研究。

三、相关的学术成果及社会影响

许润三教授多年来不断总结临床诊治不孕症的经验，曾发表相关论文60余篇，其中多篇论文在国内外获奖，著有《中医妇产科学》等专著6部，与人合著多部。中日友好医院中医妇科的各级医生也发表了相关的专业论文30余篇，因其疗效确切而在中医妇科行业内有一定的影响。

中央电台、电视台、多家报刊以及搜狐等著名的国内网站上都多次向国内外报道许润三教授治疗输卵管阻塞的特色疗法，许老在社会上和群众中有着良好的声誉和广泛的影响。二十多年来，经许老治愈的不孕症患者数以千计，从普通农妇到总统夫人，遍及国内各省市以及日本、美国、加拿大、新西兰和非洲各国。许老的许多不孕症患者还自发地组织了网络论坛，交流服用许老药物的感受、注意事项等心得。许润三教授的医道、仁心、仁术已经被广大患者和社会所认可，他当之无愧是我国中西医结合治疗不孕症的专家。

学无止境，有容乃大

——师从许润三教授学习中医妇科的体会

我们都是恢复高考后的中医院校毕业生，在学校苦读5～6年，接受学院式的书本教育后，顺利分配到工作岗位，一直在临床摸索。从业之初，诊治患者难免有从轻从快的思想，因此，自然喜爱选用西医的疗法，对中医的疗效和诊断不免产生怀疑，在临床工作中也不自觉地有些排斥中医。其间，也跟随许老查房，但均没有太深的体会。直至学徒工作开始，我们有幸成为许老的第二批和第三批徒弟，每周侍诊老师身边，陪伴老师查房，聆听老师传道、授业和解惑，目睹一个个神奇的医案，亲眼看到一张张痊愈的笑脸，我们不仅对中医学的博大精深有了深刻的体会，对自己学艺不专感到羞愧，更对中医妇科的美好未来充满希望，对许老独特的诊疗思想有了深刻地认识，也从中看到作为一个中医妇科医生的乐趣。

许老带徒过程中始终不忘提示我们的就是辨证论治是中医学的精髓所在，同时许老亦主张西为中用，衷中参西，发挥祖国医学的特色和优势。现在越来越多的人在找中医看病，服用中药，中医中药有广阔的发展前景。但现在许多年轻的中医师只看西医书，很少看中医书，在临床上被西医理论捆住了手脚，只知对症治疗，忘记了辨证论治这个根本。为此许老曾赠言中医学院的学生们："辨证论治乃中医之特色，丢掉了它，也就不成其为一个真正的中医。"

如何掌握好辨证论治这一精髓呢？许老嘱咐我们的就是精熟四大经典，泛读各家学说，翻阅历代名医医案，关注现代研究，精勤于临床实践。许老认为经典乃是中医敦实厚重的地基，基础必须打牢，才能建起中医临证的高楼大厦。因此，深入研读经典是中医临床工作者必须做和应该做好的一件事。各家学说是对经典理论的补充和完善，尤其是妇科的《妇人大全良方》《景岳全书·妇人规》《傅青主女科》等，对于妇科的临证有非常实用的价值。历代名医医案则从一个个生动的病案中探索理法方药，从成功和失败的经验切入临床第一线，给我们临证最鲜活的指导。现代研究则是我们临床进行深入研究、创新出彩的必要条件。上述准备工作充分后，必须通过自己反复的临床实践去检验，才能最终形成自己的体系，得到良好的临床疗效。

除了治学，许老时刻提醒我们的就是医德要高尚。医乃仁术，许老认为，患者是我们的衣食父母，充分理解、尊重、同情患者，也是临床取得良好疗效的根本。无论贵贱贫富，无论中国人、外国人，无论是患者恶语相加还是知书达理，都不会成为许老诊治患者的障碍。他总是一视同仁，循循善诱，倾听患者的心声，不随意打断患者的话语，耐心解答患者的问题。这也是我们跟师学习以来的最大收获。

最后，值得一提的是许老与师母伉俪情深的情感。师母目不识丁，裹了小脚，几十年来，许老始终陪伴师母身旁，过马路亲自搀扶，吃饭亲自夹菜，出门时刻电话慰问。其场面感人，许老对师母的关爱一直是我们科室众多医护人员的榜样。

曾有人这样评价许老：诗书典籍以润屋，饱学大度以润身，救人治病以润德，这就是润三老人。这些非常形象和恰当地总结了许老的特点。

“海纳百川，有容乃大”，无论是学习博大精深的中医学，还是对待患者的态度，抑或做人，许老教授给我们的何止是点滴的知识，更是我们受用一生的财富。

许润三教授带徒徒弟　　王清、经燕、辛茜庭

大医至爱，仁者有寿

——贺恩师八十华诞暨行医六十周年纪念

首先衷心祝贺恩师许润三教授八十岁华诞暨行医六十周年纪念！

在这个特别的日子里，我们的心情无比激动，有很多想说的话。过去跟随导师学习以及在导师身边工作的日子又历历在目。

我们都是许老的研究生，在北京中医药大学上完一年的基础课之后，就跟随许老出门诊、查房。许老把他毕生积累的治疗经验“四逆散加味治疗输卵管阻塞性不孕症”作为我们的研究生科研课题。我们在图书馆查阅古今文献，在实验室观察“四逆散加味方”的药理药效，在临床进一步观察治疗输卵管不通患者的疗效，并加以分析总结。由于许老在中医领域特别是妇科领域的影响，找他看病的患者络绎不绝，为我们收集病例和进行科研带来了很大的便利。在做实验的过程中，许老还让当时在临床研究所药理实验室工作的小儿子许哲也为我们提供帮助和支持。

硕士研究生阶段的学习不仅使我们对中药治疗输卵管阻塞性不孕症从理论到实践再到临床进行了系统的研究和总结，更主要的收获是培养了我们科学的思维方式和从事科研工作的实际操作能力，提高了综合素质，为将来从事临床和科研工作打下了良好的基础。

许老不仅在中医妇科临床上给予我们大量的指导，也教授了我们许多妇科理论，并且把他自己一生总结的“冲任督带”等理论也传授给我们，让我们理论与实践相结合，并在实践中加以运用。

许老自身中医功底非常扎实，《伤寒论》《金匮要略》烂熟于心。在他临证处方时，很多时候都是用经方加减。他受仲景学术思想影响至深，处方简练，用药精准，处方经常只有 4 ～ 5 味药物，多的时候也只有 12 ～ 14 味药。他说只要辨证准确，药味不在多，但每味药都要发挥作用，就像士兵打仗，要精兵强将，一个顶一个。许老继承传统而不拘泥于古人，他根据自己多年的临床经验，在病情需要时，大胆使用相反相畏的药物，药房的药剂师看到许老的签字也都放心大胆地配药。许老虽是一名老中医，但他对西医的理论和诊断并不排斥，相反他还经常吸收一些现代药理研究的成果，在处方中加以运用。60 年来，经他诊治的不孕症患者不计其数，他也被人们誉为“送子观音”。

许老从 50 年代起就在北京中医学院从事中医临床和教学工作，如今他教过的许多学生已经成为现代中医领域的栋梁，有的自己也已经开始传教带徒弟。他对待学生总是悉心指导，无私奉献，毫不保留，他像蜡烛一样燃烧自己，照亮他人。许老一生潜心于临床，是一个真正的临床大家。他低调为人，从不张扬，他曾为许多领导人和名人治病，但他从不借此抬高自己的身价，而且许老也没花太多的时间著书立说。他对患者热情耐心，对待同事和学生和蔼可亲，对待家庭也非常富有责任心。许老对待自己的老伴关爱有加，师母身体不太好，许老可以说是师母的贴身保健医。许老自己也有一套独特的养生保健之道。一对伉俪虽然进入耄耋之年，但依旧鹤发童颜，精神矍铄。

60 年来，许老为中医事业奉献了自己的一生，现在 80

岁高龄的许老依旧兢兢业业，用他的宝贵经验继续带徒教学，诊治患者。许老精湛的医术和高尚的医德值得我们学习一辈子。

衷心感谢导师的培育之恩，也衷心祝愿导师和师母健康长寿！

许润三教授研究生　　刘之椰、赵红